Larz Trent

AutoRegressão
A Jornada para o Centro do Eu

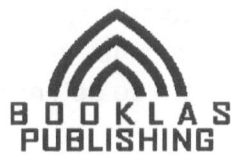

Título Original: Auto-Regressão: A Jornada para o Centro do Eu

Copyright © 2024, publicado por Luiz Antonio dos Santos ME.

Este livro é uma obra de não-ficção que explora práticas e conceitos no campo do autoconhecimento e do equilíbrio holístico. Através de uma abordagem integrada, o autor oferece ferramentas práticas para acessar a essência interior, promover o bem-estar e cultivar a transformação pessoal.

1ª Edição
Equipe de Produção
Autor: Larz Trent
Editor: Luiz Santos
Revisão: Rafael Alencar
Capa: Studios Booklas / Amadeu Rossi
Diagramação: Clara Mendes

Publicação e Identificação
Auto-Regressão: A Jornada para o Centro do Eu / Por Larz Trent
Editora Booklas, 2024
Categorias: Psicologia / Desenvolvimento Pessoal / Autoconhecimento
DDC: 158.1 - CDU: 159.9

Todos os direitos reservados a:
Luiz Antonio dos Santos ME / Booklas
Nenhuma parte deste livro pode ser reproduzida, armazenada num sistema de recuperação ou transmitida por qualquer meio — eletrônico, mecânico, fotocópia, gravação ou outro — sem a autorização prévia e expressa do detentor dos direitos de autor.

Sumário

Prólogo 5
Capítulo 1 Jornada de Auto-Regressão 8
Capítulo 2 Desvendando o Sistema Holístico 11
Capítulo 3 Energia Vital 14
Capítulo 4 Explorando as Dimensões da Mente 17
Capítulo 5 O Espelho da Consciência 20
Capítulo 6 Ancorando-se no Presente 23
Capítulo 7 Despertando a Consciência 26
Capítulo 8 Plantando as Sementes da Realidade 29
Capítulo 9 Reprogramando a Mente Subconsciente 32
Capítulo 10 Identificando Padrões Negativos 35
Capítulo 11 Gestão Emocional 38
Capítulo 12 Técnicas de Relaxamento 41
Capítulo 13 Auto-Hipnose 44
Capítulo 14 Despertando a Energia Vital 47
Capítulo 15 Libertando-se do Passado 50
Capítulo 16 Cultivando a Abundância 53
Capítulo 17 Ho'oponopono 56
Capítulo 18 Equilibrando a Energia Vital 59
Capítulo 19 O Poder das Pedras na Cura Holística 62
Capítulo 20 Valores e Propósitos de Vida 65
Capítulo 21 Desvendando seu Potencial Único 68
Capítulo 22 Libertando-se das Correntes do Pensamento 71
Capítulo 23 Autoestima e Autoconfiança 74

Capítulo 24 Comunicação Assertiva 77
Capítulo 25 Conexões Autênticas e Nutritivas 80
Capítulo 26 Metas e Objetivos 84
Capítulo 27 Organizando suas Ações e Recursos 88
Capítulo 28 Procrastinação 92
Capítulo 29 A Arte da Persistência 95
Capítulo 30 Resiliência 99
Capítulo 31 Inteligência Emocional 103
Capítulo 32 Desvendando a Conexão Mente-Corpo 107
Capítulo 33 Decifrando os Sinais do Corpo 111
Capítulo 34 Auto-Regressão para o Alívio da Dor 115
Capítulo 35 Técnicas de Auto-Regressão para Doenças Crônicas
 119
Capítulo 36 Auto-Regressão e o Sistema Imunológico 123
Capítulo 37 Alimentação Consciente e Intuitiva 127
Capítulo 38 Movimento Consciente 131
Capítulo 39 Técnicas para Dormir Melhor 134
Capítulo 40 Desintoxicação do Corpo e da Mente 138
Capítulo 41 Equilíbrio Hormonal e Auto-Regressão 142
Capítulo 42 Auto-Regressão para a Saúde Mental 146
Capítulo 43 Prevenção e Promoção da Saúde 150
Capítulo 44 Espiritualidade e Autoconhecimento 154
Capítulo 45 Revitalizando Corpo e Alma 158
Capítulo 46 Desenvolvendo a Intuição 162
Capítulo 47 Sincronicidade e Lei da Atração 166
Capítulo 48 Vivendo em Harmonia com o Universo 170
Capítulo 49 Prosperidade e Abundância 174

Capítulo 50 Despertando o Potencial Criador 178
Capítulo 51 Expandindo o Círculo do Amor 182
Capítulo 52 Despertando a Consciência Cósmica 186
Capítulo 53 Vivendo em Plenitude 190
Capítulo 54 Um Estilo de Vida Consciente 194
Capítulo 55 Integrando a Auto-Regressão na Vida 198
Epílogo 202

Prólogo

Existe uma força silenciosa neste livro, algo que se move como uma corrente de ar sutil, mas constante, capaz de tocar cada fibra da sua consciência. Não se trata de mais um manual, nem de um conjunto de práticas que prometem respostas fáceis. É, antes de tudo, um encontro com a essência que muitas vezes você deixou escondida nas camadas de convenções e distrações.

Ao lê-lo, você perceberá que não estamos falando de teorias. As páginas adiante são como trilhas abertas por alguém que já explorou este vasto território do autoconhecimento e deixou marcas para guiá-lo. Não com atalhos, mas com pistas para que cada passo seja consciente, cada avanço, profundamente pessoal.

E, de todas as recomendações que poderia fazer, esta talvez seja a mais importante: leia este livro como quem se permite ser guiado por alguém que realmente se importa com o impacto que cada palavra terá em sua vida. Aqui, você encontrará ferramentas que não são apenas úteis, mas essenciais para abrir portas que talvez você nem soubesse que existiam dentro de si.

O texto não é impositivo, tampouco condescendente. Ele conversa com você como um mentor que vê potencial onde você só enxerga limites, e que o desafia a dar um passo além do que você acha possível. Há algo extraordinário em descobrir que, na prática da auto-regressão, o que você realmente está buscando não é algo novo, mas o que sempre esteve ali – esperando ser reconhecido, transformado e integrado.

Há uma precisão quase cirúrgica nas abordagens aqui apresentadas. A cada página, você será convidado a identificar o que tem bloqueado seu crescimento, a questionar as crenças que mantém, muitas vezes, sem nem perceber, e a encontrar um fluxo harmônico entre corpo, mente e espírito. Essa não é uma experiência superficial; é uma jornada profundamente regeneradora.

Recomendo, acima de tudo, que você leia com curiosidade, com a mente aberta e com uma disposição genuína de se permitir ser tocado. A cada exercício sugerido, não pense apenas em como aplicá-lo, mas sinta a transformação que ele pode trazer. Isso não é um conselho de um teórico, mas de alguém que vê o impacto real que essa obra pode ter na vida de quem se dedica a ela.

Por fim, permita-me uma provocação. Se existe uma parte de você que hesita em se entregar ao que este livro propõe, é justamente porque há algo de valioso esperando por ser despertado. Não há urgência, mas há uma promessa silenciosa de que, ao avançar por estas páginas, você descobrirá algo que irá ressoar muito além da leitura.

Aceite este convite, não porque precisa, mas porque merece.

Luiz Santos
Editor

Capítulo 1
Jornada de Auto-Regressão

Imagine um jardim. Nele, você encontra flores vibrantes, frutos suculentos e ervas aromáticas. Mas também há ervas daninhas, galhos secos e pedras que impedem o florescimento pleno. Este jardim é você, um ser completo com potencialidades e limitações. A auto-regressão é a arte de cultivar esse jardim interior, de remover os obstáculos e nutrir as sementes do seu bem-estar.

A auto-regressão é uma jornada de autoconhecimento e transformação. É a capacidade de olhar para si mesmo com honestidade e compaixão, de reconhecer suas emoções, pensamentos e comportamentos, e de assumir a responsabilidade pela sua própria vida. É um processo ativo de cura e crescimento, que te empodera a trilhar um caminho de autodescoberta e realização.

Neste caminho, você aprenderá a identificar e ressignificar padrões limitantes, crenças negativas e emoções aprisionadas. Descobrirá a força do diálogo interno e a importância de cultivar pensamentos positivos e construtivos. Aprenderá a dominar suas emoções, a libertar-se do passado e a construir relações mais saudáveis.

A auto-regressão te convida a mergulhar em si mesmo, a explorar as profundezas do seu ser e a conectar-se com sua essência. É um processo de autocura que te permite acessar recursos internos e despertar potenciais adormecidos.

Através da auto-regressão, você pode:

Aumentar sua autoconsciência: Compreender seus pensamentos, sentimentos e comportamentos, e como eles impactam sua vida.

Gerenciar suas emoções: Aprender a lidar com o estresse, a ansiedade, a raiva e outras emoções desafiadoras.

Superar crenças limitantes: Identificar e transformar crenças que te impedem de alcançar seus objetivos.

Melhorar seus relacionamentos: Construir relações mais saudáveis e autênticas.

Alcançar seus objetivos: Definir metas e criar estratégias para alcançar o que deseja.

Elevar sua autoestima: Desenvolver amor próprio e confiança em si mesmo.

Viver com mais propósito: Encontrar significado e direção em sua vida.

Despertar sua intuição: Conectar-se com sua sabedoria interior.

Cultivar a paz interior: Encontrar serenidade e equilíbrio em meio aos desafios da vida.

A auto-regressão é uma ferramenta poderosa para transformar sua vida. É um convite para assumir o controle do seu destino e criar a realidade que você deseja. É uma jornada de cura, crescimento e autodescoberta, que te levará a uma vida mais plena, autêntica e feliz.

Exercício:

Reserve um momento para refletir sobre as seguintes questões:

O que te motiva a buscar a auto-regressão?

Quais áreas da sua vida você gostaria de transformar?

Quais são seus maiores desafios e como a auto-regressão pode te ajudar a superá-los?

Anote suas respostas em um diário e revisite-as ao longo da sua jornada de autoconhecimento.

A auto-regressão é um processo contínuo de aprendizado e crescimento. Seja paciente consigo mesmo, celebre cada passo dado e confie na sua capacidade de transformação. Você é o protagonista da sua história e tem o poder de criar a vida que sempre sonhou.

Capítulo 2
Desvendando o Sistema Holístico

Imagine o ser humano como um sistema complexo e interconectado, composto por corpo, mente e espírito. Cada parte influencia e é influenciada pelas outras, formando uma teia dinâmica e inseparável. O sistema holístico reconhece essa interdependência e busca a harmonia entre todas as dimensões do ser.

O Corpo Físico: É a morada da nossa alma, o veículo que nos permite experienciar o mundo. Cuidar do corpo com alimentação saudável, exercícios físicos e práticas de relaxamento é fundamental para o bem-estar geral. No entanto, o corpo físico é apenas uma parte da história.

A Mente: É a sede dos nossos pensamentos, emoções e crenças. É a mente que interpreta o mundo, cria a nossa realidade e molda as nossas experiências. Uma mente serena e equilibrada é essencial para a saúde e a felicidade.

O Espírito: É a nossa essência, a centelha divina que nos conecta com algo maior que nós mesmos. É a fonte da nossa intuição, criatividade e propósito de vida. Nutrir o espírito com práticas como meditação, contato com a natureza e conexão com a espiritualidade nos permite acessar a sabedoria interior e viver com mais significado.

No sistema holístico, a doença não é vista apenas como um problema físico, mas como um desequilíbrio em todo o sistema. As emoções reprimidas, os pensamentos negativos e a falta de conexão espiritual podem se manifestar como sintomas físicos. Da mesma forma, a saúde não se resume à ausência de doenças, mas ao bem-estar integral do corpo, mente e espírito.

A auto-regressão, nesse contexto, atua como um catalisador de harmonia. Através de técnicas e práticas, ela nos ajuda a identificar e transformar padrões de pensamento e comportamento que geram desequilíbrios, promovendo a cura e o bem-estar em todos os níveis.

Compreendendo a interação entre corpo, mente e espírito:

Emoções e saúde física: Emoções como estresse, ansiedade e raiva podem afetar o sistema imunológico, a pressão arterial e o funcionamento dos órgãos.

Pensamentos e bem-estar: Pensamentos negativos e crenças limitantes podem gerar ansiedade, depressão e outros problemas de saúde mental.

Espiritualidade e cura: A conexão com a espiritualidade pode promover a paz interior, a esperança e o otimismo, auxiliando na recuperação de doenças e no enfrentamento de desafios.

Exercício:

Observe como seus pensamentos, emoções e sensações físicas se manifestam em diferentes situações do seu dia a dia.

Quando você se sente estressado, quais são as reações do seu corpo?

Como seus pensamentos influenciam suas emoções?

De que forma a sua espiritualidade contribui para o seu bem-estar?

Anote suas observações e reflita sobre como você pode cultivar a harmonia entre corpo, mente e espírito.

Você é um ser integral, um sistema complexo e interconectado. Ao cuidar de todas as dimensões do seu ser, você abre caminho para uma vida mais saudável, equilibrada e plena. A auto-regressão te convida a assumir a responsabilidade pela sua saúde e bem-estar, e a trilhar um caminho de autoconhecimento e transformação.

Capítulo 3
Energia Vital

Nos capítulos anteriores, exploramos a auto-regressão como um caminho de autoconhecimento e o sistema holístico como o terreno fértil onde essa jornada se desenrola. Agora, vamos mergulhar em um dos pilares fundamentais dessa jornada: a energia vital.

Imagine a energia vital como um rio que flui através do seu ser, nutrindo cada célula, cada órgão, cada pensamento e emoção. Essa energia, conhecida em diversas culturas como Chi, Prana ou Ki, é a força vital que anima o corpo, a mente e o espírito.

Assim como um rio pode ser bloqueado por pedras e detritos, a energia vital também pode encontrar obstáculos em seu caminho. Emoções negativas, traumas do passado, crenças limitantes e hábitos nocivos podem criar bloqueios energéticos, impedindo o fluxo livre da energia vital e afetando a saúde e o bem-estar.

A auto-regressão, nesse contexto, atua como uma ferramenta para remover esses bloqueios e restaurar o fluxo harmonioso da energia vital. Através de técnicas como meditação, respiração consciente, visualização e práticas energéticas, você pode aprender a liberar a energia estagnada, revitalizar o corpo e a mente, e despertar a força interior.

Compreendendo os centros de energia:

No sistema holístico, a energia vital flui através de canais sutis no corpo, conhecidos como meridianos. Ao longo desses meridianos, encontramos centros de energia concentrada, chamados chakras. Cada chakra está associado a diferentes aspectos do ser humano, como emoções, saúde física e desenvolvimento espiritual.

Chakra Raiz: Localizado na base da coluna vertebral, está ligado à segurança, estabilidade e conexão com a terra.

Chakra Sacral: Situado abaixo do umbigo, está relacionado à criatividade, sexualidade e prazer.

Chakra Plexo Solar: Localizado na região do estômago, está associado ao poder pessoal, autoestima e autoconfiança.

Chakra Cardíaco: Situado no centro do peito, está ligado ao amor, compaixão e conexão com os outros.

Chakra Laríngeo: Localizado na garganta, está relacionado à comunicação, expressão e criatividade.

Chakra Frontal: Situado na testa, entre as sobrancelhas, está associado à intuição, sabedoria e visão interior.

Chakra Coronário: Localizado no topo da cabeça, está ligado à espiritualidade, conexão com o divino e transcendência.

Quando os chakras estão equilibrados e harmonizados, a energia vital flui livremente, promovendo saúde, vitalidade e bem-estar. Bloqueios em um ou mais chakras podem gerar desequilíbrios emocionais, físicos e espirituais.

Exercício:

Preste atenção em como você se sente em relação a cada um dos chakras.

Você se sente seguro e conectado à terra?

Você expressa sua criatividade e sexualidade livremente?

Você se sente confiante e empoderado?

Você cultiva o amor e a compaixão em seus relacionamentos?

Você se comunica com clareza e autenticidade?

Você confia na sua intuição e segue sua visão interior?

Você se sente conectado a algo maior que você mesmo?

Reflita sobre como você pode equilibrar e harmonizar seus chakras através da auto-regressão.

A energia vital é a força que anima a vida. Ao aprender a cultivar e harmonizar essa energia, você desperta o seu potencial de cura e transformação. A auto-regressão te convida a conectar-se com essa força interior e a trilhar um caminho de autodescoberta e realização.

Capítulo 4
Explorando as Dimensões da Mente

Até agora, exploramos a auto-regressão, o sistema holístico e a energia vital que permeia nosso ser. Neste capítulo, vamos adentrar o fascinante mundo dos estados de consciência, as diferentes maneiras como nossa mente percebe e interage com a realidade.

Imagine a consciência como um espectro luminoso, com infinitas nuances e gradações. Em cada momento, nossa mente se encontra em um estado específico de consciência, que influencia nossa percepção, emoções, pensamentos e comportamentos.

O estado de consciência mais comum é o estado de vigília, aquele em que estamos acordados e interagindo com o mundo externo. Nesse estado, nossos sentidos estão alertas, nossa mente está focada no presente e estamos conscientes de nós mesmos e do ambiente ao nosso redor.

No entanto, existem outros estados de consciência que podemos acessar, cada um com suas características e potenciais. O sono, por exemplo, é um estado de consciência alterado em que o corpo descansa e a mente se desconecta do mundo exterior. Durante o sono, passamos por diferentes fases, incluindo o sono REM, onde os sonhos ocorrem.

Além do sono, existem outros estados de consciência alterados, como o transe, a hipnose e a meditação. Nesses estados, a mente se aquieta, a atenção se volta para dentro e podemos acessar níveis mais profundos de consciência.

A auto-regressão nos permite explorar e expandir nossos estados de consciência. Através de técnicas como meditação, relaxamento e visualização, podemos aprender a controlar nossas ondas cerebrais, aprofundar nossa conexão com o nosso interior e acessar estados de consciência mais elevados.

Expandindo a consciência:

Estado Beta: É o estado de vigília, caracterizado por ondas cerebrais rápidas e atividade mental intensa. Nesse estado, estamos alertas, focados e prontos para agir.

Estado Alfa: É um estado de relaxamento leve, onde as ondas cerebrais se tornam mais lentas. Nesse estado, a mente está calma, criativa e receptiva a novas ideias.

Estado Theta: É um estado de relaxamento profundo, onde as ondas cerebrais são ainda mais lentas. Nesse estado, podemos acessar o subconsciente, liberar emoções e memórias bloqueadas, e ter insights profundos.

Estado Delta: É o estado de sono profundo, onde as ondas cerebrais são muito lentas. Nesse estado, o corpo se regenera e a mente descansa completamente.

Estado Gama: É um estado de alta frequência cerebral, associado à intuição, insights e experiências místicas. Nesse estado, a mente está altamente focada e conectada a uma consciência expandida.

Exercício:

Experimente diferentes técnicas de relaxamento e meditação para acessar estados de consciência mais profundos. Observe como sua mente e seu corpo reagem a cada técnica. Quais sensações você experimenta? Quais pensamentos e emoções surgem?

A auto-regressão te convida a explorar as diferentes dimensões da sua mente e a expandir sua consciência. Ao acessar estados de consciência mais elevados, você pode despertar seu potencial de cura, criatividade e autoconhecimento. A jornada de auto-regressão é uma aventura fascinante rumo ao desconhecido, uma exploração das infinitas possibilidades da sua mente.

Capítulo 5
O Espelho da Consciência

Imagine um espelho que reflete não apenas sua imagem exterior, mas também seus pensamentos, emoções e comportamentos mais profundos. A auto-observação é esse espelho, uma ferramenta poderosa que permite observar a si mesmo com clareza e honestidade, sem julgamentos ou críticas.

Através da auto-observação, você se torna consciente dos seus padrões de pensamento, das suas reações emocionais e dos seus hábitos comportamentais. Você começa a perceber como seus pensamentos influenciam suas emoções, como suas emoções afetam suas ações e como suas ações moldam sua realidade.

A auto-observação é como uma luz que ilumina os cantos escuros da sua mente, revelando crenças limitantes, medos e inseguranças que podem estar te impedindo de viver plenamente. Ao trazer esses padrões à consciência, você pode começar a transformá-los e criar uma vida mais autêntica e feliz.

Desenvolvendo a auto-observação:

Preste atenção aos seus pensamentos: Observe o fluxo constante de pensamentos que passam pela sua mente. Quais são os temas recorrentes? Quais são as crenças que sustentam esses pensamentos?

Identifique suas emoções: Preste atenção às suas reações emocionais em diferentes situações. O que te faz sentir feliz, triste, ansioso ou irritado? Como você expressa suas emoções?

Observe seus comportamentos: Analise seus hábitos e ações. Como você reage aos desafios? Como você se relaciona com as outras pessoas? Quais são seus padrões de comportamento?

Anote suas observações: Mantenha um diário para registrar seus pensamentos, emoções e comportamentos. Essa prática te ajudará a identificar padrões e a acompanhar seu progresso na jornada de autoconhecimento.

Pratique a meditação: A meditação é uma ferramenta poderosa para desenvolver a auto-observação. Ao aquietar a mente e observar seus pensamentos sem julgamento, você cultiva a clareza mental e a consciência de si mesmo.

Os benefícios da auto-observação:

Autoconhecimento: Compreender seus pensamentos, emoções e comportamentos.

Gerenciamento emocional: Aprender a lidar com suas emoções de forma mais eficaz.

Transformação pessoal: Identificar e mudar padrões de pensamento e comportamento que não te servem mais.

Melhora nos relacionamentos: Comunicar-se de forma mais clara e autêntica.

Redução do estresse: Aprender a observar seus pensamentos e emoções sem se identificar com eles.

Aumento da autocompaixão: Desenvolver uma atitude gentil e compreensiva em relação a si mesmo.

Exercício:

Dedique alguns minutos por dia para observar seus pensamentos e emoções sem julgamento. Simplesmente observe o que está acontecendo em sua mente e em seu corpo. Anote suas observações em um diário.

A auto-observação é uma habilidade que se desenvolve com a prática. Seja paciente consigo mesmo e celebre cada passo dado na jornada de autoconhecimento. Ao se observar com clareza e honestidade, você abre caminho para a transformação pessoal e para uma vida mais plena e autêntica.

Capítulo 6
Ancorando-se no Presente

Imagine a respiração como uma ponte que conecta o corpo e a mente. A cada inspiração, você absorve energia vital e oxigênio, nutrindo cada célula do seu ser. A cada expiração, você libera toxinas e tensões, purificando o corpo e acalmando a mente.

A respiração é um processo automático e essencial para a vida, mas muitas vezes passa despercebido. No entanto, ao prestar atenção à sua respiração, você se ancora no momento presente, acalma o turbilhão de pensamentos e se conecta com seu corpo e suas emoções.

A respiração consciente é uma prática simples, mas poderosa, que pode ser utilizada em qualquer momento e lugar. Ela te ajuda a lidar com o estresse, a ansiedade e outras emoções desafiadoras, além de promover o relaxamento, a concentração e o bem-estar geral.

Explorando a respiração consciente:

Observe sua respiração: Sente-se em uma posição confortável e feche os olhos. Preste atenção ao movimento natural da sua respiração, sem tentar controlá-la. Observe o ar entrando e saindo dos seus pulmões, o movimento do seu abdômen e do seu peito.

Respire profundamente: Inspire lenta e profundamente pelo nariz, expandindo o abdômen e preenchendo os pulmões com ar. Expire lentamente pela boca, esvaziando os pulmões e contraindo o abdômen.

Conte suas respirações: Inspire contando até quatro, segure o ar contando até quatro, expire contando até quatro e segure o ar contando até quatro. Repita esse ciclo por alguns minutos.

Pratique a respiração alternada: Sente-se em uma posição confortável e feche os olhos. Com o polegar direito, feche a narina direita e inspire pela narina esquerda. Feche a narina esquerda com o dedo anelar direito e expire pela narina direita. Inspire pela narina direita, feche-a com o polegar direito e expire pela narina esquerda. Continue alternando as narinas por alguns minutos.

Os benefícios da respiração consciente:

Redução do estresse e da ansiedade: A respiração profunda e lenta acalma o sistema nervoso e reduz a produção de hormônios do estresse.

Melhora da concentração: A respiração consciente te ajuda a focar no momento presente e a acalmar a mente.

Aumento da autoconsciência: Ao prestar atenção à sua respiração, você se torna mais consciente do seu corpo e das suas emoções.

Melhora da saúde física: A respiração profunda aumenta a oxigenação do sangue e promove o relaxamento muscular.

Equilíbrio emocional: A respiração consciente te ajuda a lidar com emoções desafiadoras, como raiva, medo e tristeza.

Exercício:

Pratique a respiração consciente por alguns minutos todos os dias. Você pode fazer isso ao acordar, antes de dormir ou em qualquer momento que precisar se acalmar e se conectar com o momento presente.

A respiração é uma âncora que te conecta com o aqui e agora. Ao cultivar a respiração consciente, você se torna mais presente, mais consciente e mais conectado com seu ser interior. A respiração é um presente que você pode oferecer a si mesmo a cada instante, um caminho para a paz interior e o bem-estar.

Capítulo 7
Despertando a Consciência

Imagine um lago agitado pelas ondas do pensamento, das emoções e das preocupações. A meditação é como a calmaria que se instala após a tempestade, permitindo que a água se acalme e reflita a beleza do céu.

A meditação é uma prática que envolve a concentração da atenção em um único ponto, como a respiração, um mantra ou uma imagem. Ao focar a mente, os pensamentos se dissipam, a agitação mental se acalma e a consciência se expande.

O mindfulness, por sua vez, é a prática de prestar atenção ao momento presente, sem julgamentos. É observar seus pensamentos, emoções e sensações físicas com aceitação e curiosidade, sem se deixar levar por eles.

Desvendando a meditação e o mindfulness:

Encontre um lugar tranquilo: Escolha um ambiente calmo e livre de distrações para praticar a meditação.

Sente-se confortavelmente: Encontre uma posição confortável, com a coluna ereta e os ombros relaxados.

Feche os olhos: Feche os olhos para reduzir as distrações visuais e voltar a atenção para dentro.

Concentre-se na sua respiração: Preste atenção ao movimento natural da sua respiração, observando o ar entrando e saindo dos seus pulmões.

Observe seus pensamentos: Quando os pensamentos surgirem, observe-os sem julgamento, como nuvens que passam pelo céu. Não se prenda a eles, apenas deixe-os ir e volte a atenção para a sua respiração.

Pratique a meditação guiada: Utilize meditações guiadas para te auxiliar no processo de concentração e relaxamento.

Incorpore o mindfulness no seu dia a dia: Preste atenção aos seus sentidos durante as atividades cotidianas, como comer, caminhar ou tomar banho. Observe os sabores, os cheiros, as texturas e as sensações com atenção plena.

Os benefícios da meditação e do mindfulness:

Redução do estresse e da ansiedade: Acalma a mente e o corpo, reduzindo a produção de hormônios do estresse.

Melhora da concentração e do foco: Fortalece a atenção e a capacidade de concentração.

Aumento da autoconsciência: Promove a conexão com o seu interior e a compreensão dos seus pensamentos e emoções.

Cultivo da compaixão e da empatia: Desenvolve a capacidade de se conectar com os outros e de compreender suas perspectivas.

Melhora da saúde mental e física: Fortalece o sistema imunológico, reduz a pressão arterial e melhora a qualidade do sono.

Aumento da criatividade e da intuição: Abre a mente para novas ideias e insights.

Cultivo da paz interior: Promove a serenidade, a aceitação e a conexão com o momento presente.

Exercício:

Comece com pequenas práticas de meditação, de 5 a 10 minutos por dia. Utilize aplicativos ou vídeos com meditações guiadas para te auxiliar no processo. Incorpore o mindfulness em suas atividades diárias, prestando atenção aos seus sentidos e ao momento presente.

A meditação e o mindfulness são como músculos que se fortalecem com a prática. Seja paciente consigo mesmo, celebre cada passo dado e confie no processo. Ao aquietar a mente e cultivar a presença, você abre caminho para uma vida mais plena, consciente e feliz.

Capítulo 8
Plantando as Sementes da Realidade

Nos capítulos anteriores, percorremos um caminho que nos levou da auto-regressão ao sistema holístico, da energia vital aos estados de consciência, da auto-observação à respiração consciente e à meditação. Agora, vamos explorar o poder da visualização criativa, uma técnica que nos permite usar a imaginação para criar a realidade que desejamos.

Imagine um artista que, com suas tintas e pincéis, dá vida a uma tela em branco. A visualização criativa é como essa arte, onde você usa o poder da sua mente para criar imagens vívidas e detalhadas do que você deseja manifestar em sua vida.

A visualização criativa é muito mais do que apenas "pensar positivo". É um processo ativo e consciente de usar a imaginação, as emoções e a energia para criar uma representação mental clara e detalhada do seu objetivo, como se ele já fosse real.

Ao visualizar com clareza e emoção, você envia uma mensagem poderosa para o seu subconsciente, que por sua vez, começa a trabalhar para atrair as circunstâncias, as pessoas e os recursos necessários para realizar o seu desejo.

Dominando a arte da visualização criativa:

Defina seu objetivo: O que você realmente deseja manifestar em sua vida? Seja específico e claro ao definir seu objetivo.

Crie uma imagem mental: Feche os olhos e imagine seu objetivo como se ele já fosse real. Visualize com o máximo de detalhes possível: cores, formas, sons, cheiros, sensações.

Envolva suas emoções: Sinta a alegria, a gratidão e a satisfação de já ter alcançado seu objetivo. Quanto mais emoção você colocar na visualização, mais poderosa ela será.

Afirme seu desejo: Repita afirmações positivas que reforcem a realização do seu objetivo. Use frases no presente, como "Eu sou grato por ter alcançado..." ou "Eu estou vivendo...".

Pratique regularmente: Reserve um tempo todos os dias para praticar a visualização criativa. Quanto mais você praticar, mais fácil será criar imagens vívidas e detalhadas.

Confie no processo: Acredite que seu objetivo está se manifestando em sua vida. Mantenha uma atitude positiva e confiante.

Os benefícios da visualização criativa:

Realização de objetivos: Ajuda a manifestar seus sonhos e desejos.

Aumento da autoestima: Fortalece a crença em si mesmo e em sua capacidade de criar a realidade que deseja.

Melhora da saúde: Pode ser utilizada para promover a cura e o bem-estar físico.

Superação de desafios: Ajuda a lidar com situações difíceis e a encontrar soluções criativas.

Aumento da criatividade: Estimula a imaginação e a capacidade de criar novas ideias.

Melhora do desempenho: Pode ser utilizada para melhorar o desempenho em diversas áreas, como esportes, estudos e trabalho.

Exercício:

Escolha um objetivo que você deseja alcançar e pratique a visualização criativa por alguns minutos todos os dias. Imagine seu objetivo como se ele já fosse real, envolvendo suas emoções e afirmando seu desejo.

A visualização criativa é uma ferramenta poderosa para criar a realidade que você deseja. Ao usar sua imaginação, suas emoções e sua energia, você planta as sementes da sua realidade e colhe os frutos dos seus sonhos.

Capítulo 9
Reprogramando a Mente Subconsciente

Imagine sua mente como um jardim. Se você plantar sementes de flores, terá um jardim florido. Se plantar ervas daninhas, terá um jardim infestado. As afirmações positivas são como sementes que você planta em sua mente. Ao repetir frases positivas e inspiradoras, você cultiva pensamentos e crenças que te impulsionam em direção aos seus objetivos.

O subconsciente é como um solo fértil que absorve tudo o que você planta nele. Se você alimenta sua mente com pensamentos negativos, medos e inseguranças, estará cultivando um terreno infértil para seus sonhos. Mas se você nutrir sua mente com afirmações positivas, estará criando um ambiente propício para o crescimento e a realização.

As afirmações positivas são frases curtas e poderosas que expressam o que você deseja manifestar em sua vida. Ao repeti-las com convicção e emoção, você envia uma mensagem clara para o seu subconsciente, que por sua vez, começa a trabalhar para alinhar sua realidade com seus desejos.

Dominando o poder das afirmações:

Escolha afirmações que ressoem com você: Selecione frases que expressem seus desejos e objetivos de forma clara e positiva.

Use o tempo presente: Formule suas afirmações como se o que você deseja já fosse real. Por exemplo, em vez de dizer "Eu quero ser feliz", diga "Eu sou feliz".

Repita suas afirmações com frequência: Repita suas afirmações várias vezes ao dia, em voz alta ou mentalmente.

Coloque emoção em suas afirmações: Sinta a emoção de já ter alcançado o que você deseja ao repetir suas afirmações.

Escreva suas afirmações: Escreva suas afirmações em um caderno ou em cartões e coloque-os em lugares visíveis, como no espelho do banheiro ou na geladeira.

Crie um ambiente positivo: Cerque-se de pessoas, livros, filmes e músicas que te inspirem e te motivem.

Os benefícios das afirmações positivas:

Reprogramação mental: Substitui pensamentos negativos por positivos.

Aumento da autoestima: Fortalece a crença em si mesmo e em suas capacidades.

Realização de objetivos: Ajuda a alcançar seus sonhos e desejos.

Melhora da saúde: Promove o bem-estar físico e mental.

Superação de desafios: Fortalece a resiliência e a capacidade de lidar com dificuldades.

Aumento da motivação: Inspira e impulsiona a ação.

Exercício:

Crie uma lista de afirmações positivas que expressem seus desejos e objetivos. Repita-as com frequência, com convicção e emoção. Observe como seus pensamentos e sentimentos se transformam ao longo do tempo.

As afirmações positivas são ferramentas poderosas para reprogramar sua mente e criar a realidade que você deseja. Ao plantar sementes de positividade em seu jardim mental, você colhe os frutos de uma vida mais feliz, abundante e realizada.

Capítulo 10
Identificando Padrões Negativos

Nos capítulos anteriores, exploramos ferramentas poderosas da auto-regressão, como a visualização criativa e as afirmações positivas. Agora, vamos nos aprofundar no diálogo interno, essa conversa constante que temos conosco mesmos, e aprender a identificar e transformar padrões negativos que podem estar limitando nosso potencial.

Imagine sua mente como um palco onde seus pensamentos são os atores principais. O diálogo interno é a peça que está sempre em cartaz, com falas, cenários e personagens que se repetem dia após dia. Se a peça for negativa, com diálogos críticos, cenários sombrios e personagens derrotistas, o resultado será uma vida marcada por inseguranças, medos e frustrações.

Mas se você reescrever o roteiro, transformar as falas negativas em positivas, os cenários sombrios em cenários inspiradores e os personagens derrotistas em personagens confiantes, a sua vida se transformará em uma jornada de autoconhecimento, empoderamento e realização.

O diálogo interno negativo é como um vírus que se instala em nossa mente, minando nossa autoestima, sabotando nossos sonhos e nos impedindo de viver plenamente. Ele se manifesta em forma de críticas, julgamentos, dúvidas e medos, e pode ter origem em experiências passadas, crenças limitantes e padrões de pensamento disfuncionais.

Identificando e transformando o diálogo interno negativo:

Preste atenção à sua voz interior: Observe os pensamentos que surgem em sua mente ao longo do dia. Quais são os temas recorrentes? Quais são as palavras e frases que você usa para se referir a si mesmo?

Identifique os padrões negativos: Quais são as crenças limitantes que alimentam seu diálogo interno negativo? Você se critica com frequência? Você duvida de suas capacidades? Você se compara com os outros?

** questione seus pensamentos:** Quando um pensamento negativo surgir, questione sua validade. Ele é realmente verdadeiro? Existem evidências que o sustentem? Quais são as outras perspectivas possíveis?

Reescreva o roteiro: Substitua os pensamentos negativos por afirmações positivas e empoderadoras. Em vez de dizer "Eu não sou capaz", diga "Eu sou capaz de realizar meus sonhos".

Cultive a autocompaixão: Trate-se com gentileza e compreensão, como você trataria um amigo querido. Perdoe-se por seus erros e reconheça suas qualidades e conquistas.

Pratique a gratidão: Concentre-se nas coisas boas da sua vida e agradeça por elas. A gratidão é um antídoto poderoso para o negativismo.

Os benefícios de transformar o diálogo interno:

Aumento da autoestima: Fortalece a confiança em si mesmo e em suas capacidades.

Melhora da saúde mental: Reduz a ansiedade, a depressão e o estresse.

Realização de objetivos: Aumenta a motivação e a persistência na busca dos seus sonhos.

Melhora nos relacionamentos: Promove a comunicação assertiva e a empatia.

Aumento da felicidade: Cultiva o otimismo, a gratidão e a paz interior.

Exercício:

Anote seus pensamentos negativos em um diário e, em seguida, reescreva-os de forma positiva e empoderadora. Pratique a auto-observação e a cada vez que um pensamento negativo surgir, questione-o e substitua-o por uma afirmação positiva.

Você tem o poder de transformar seu diálogo interno e criar uma realidade mais positiva e empoderadora. Ao reescrever o roteiro da sua mente, você se torna o autor da sua própria história e o protagonista da sua vida.

Capítulo 11
Gestão Emocional

Imagine as emoções como cavalos selvagens, cheios de energia e vitalidade. Se você não souber como domá-los, eles podem te levar por caminhos inesperados e até perigosos. Mas se você aprender a conduzi-los com sabedoria e firmeza, eles te levarão aonde você deseja chegar, com força e determinação.

A gestão emocional não se trata de reprimir ou negar as emoções, mas de acolhê-las, compreendê-las e direcioná-las de forma construtiva. É aprender a reconhecer os sinais que as emoções nos enviam, a identificar os gatilhos que as desencadeiam e a desenvolver estratégias para lidar com elas de forma saudável e equilibrada.

Emoções como a alegria, a tristeza, a raiva, o medo e o amor são parte da experiência humana e têm um papel fundamental em nossas vidas. Elas nos fornecem informações importantes sobre nós mesmos e sobre o mundo ao nosso redor, nos motivam a agir e nos conectam com os outros.

No entanto, quando as emoções são intensas, descontroladas ou reprimidas, elas podem gerar sofrimento, conflitos e desequilíbrios. A gestão emocional nos permite navegar pelas ondas das emoções com mais serenidade, equilíbrio e sabedoria.

Desenvolvendo a inteligência emocional:

Autoconhecimento emocional: Preste atenção às suas emoções, identifique-as e nomeie-as. Observe como elas se manifestam em seu corpo e em seus pensamentos.

Compreensão das emoções: Procure entender a origem das suas emoções, os gatilhos que as desencadeiam e as mensagens que elas trazem.

Aceitação das emoções: Acolhe suas emoções sem julgamento, reconhecendo que elas são parte da sua experiência humana.

Regulação emocional: Desenvolva estratégias para lidar com emoções intensas, como a respiração consciente, a meditação, o exercício físico e a comunicação assertiva.

Expressão emocional: Expresse suas emoções de forma autêntica e respeitosa, utilizando a comunicação não-violenta e a escuta ativa.

Empatia: Cultive a capacidade de se colocar no lugar do outro e de compreender suas emoções.

Os benefícios da gestão emocional:

Bem-estar mental e emocional: Reduz a ansiedade, o estresse e a depressão.

Melhora nos relacionamentos: Promove a comunicação eficaz, a empatia e a resolução de conflitos.

Aumento da autoestima: Fortalece a autoconfiança e a autoaceitação.

Realização de objetivos: Aumenta a motivação, a persistência e a capacidade de lidar com frustrações.

Melhora da saúde física: Reduz o risco de doenças cardíacas, melhora o sistema imunológico e promove o bem-estar geral.

Exercício:

Identifique uma emoção que você tem dificuldade em lidar. Observe como ela se manifesta em seu corpo e em seus pensamentos. Procure entender a origem dessa emoção e os gatilhos que a desencadeiam. Desenvolva estratégias para lidar com essa emoção de forma saudável e equilibrada.

As emoções são como bússolas que nos guiam pela vida. Ao aprender a dominá-las, você se torna o capitão do seu navio, navegando com segurança e sabedoria em direção aos seus objetivos. A gestão emocional é uma jornada de autoconhecimento, empoderamento e liberdade interior.

Capítulo 12
Técnicas de Relaxamento

Nos capítulos anteriores, exploramos o poder da gestão emocional e aprendemos a dominar as rédeas da nossa experiência interior. Agora, vamos mergulhar em um conjunto de técnicas de relaxamento que nos auxiliam a acalmar o corpo e a mente, promovendo o bem-estar e o equilíbrio em meio aos desafios da vida.

Imagine um mar revolto, com ondas agitadas e ventos fortes. As técnicas de relaxamento são como um farol que guia o seu barco em direção a águas calmas e tranquilas, onde você pode descansar e recarregar suas energias.

O estresse, a ansiedade e as tensões do dia a dia podem se acumular em nosso corpo e mente, gerando sintomas como dores musculares, insônia, irritabilidade e dificuldade de concentração. As técnicas de relaxamento são ferramentas poderosas para liberar essas tensões, restaurar o equilíbrio e promover a saúde física e mental.

Existem diversas técnicas de relaxamento, cada uma com seus benefícios e particularidades. Algumas técnicas se concentram no relaxamento muscular, outras na respiração, e outras na visualização e meditação. O importante é encontrar as técnicas que mais se adequam às suas necessidades e preferências, e incorporá-las em sua rotina diária.

Explorando as técnicas de relaxamento:

Relaxamento muscular progressivo: Essa técnica consiste em tensionar e relaxar diferentes grupos musculares, promovendo a consciência corporal e o relaxamento profundo.

Respiração diafragmática: A respiração profunda e lenta, utilizando o diafragma, acalma o sistema nervoso e reduz a ansiedade.

Meditação: A prática da meditação acalma a mente, reduz o estresse e promove a paz interior.

Yoga: A prática do yoga combina posturas físicas, exercícios respiratórios e meditação, promovendo o relaxamento, a flexibilidade e o bem-estar.

Massagem: A massagem relaxa os músculos, alivia as tensões e promove a circulação sanguínea.

Aromaterapia: O uso de óleos essenciais com propriedades relaxantes, como lavanda e camomila, pode auxiliar no alívio do estresse e da ansiedade.

Música relaxante: Ouvir música suave e instrumental pode acalmar a mente e promover o relaxamento.

Banho quente: Um banho quente com sais de banho relaxantes pode aliviar as tensões musculares e promover o bem-estar.

Os benefícios das técnicas de relaxamento:

Redução do estresse e da ansiedade: Acalma o sistema nervoso e reduz a produção de hormônios do estresse.

Melhora da qualidade do sono: Promove o relaxamento e facilita o adormecer.

Alívio de dores musculares e tensões: Relaxa os músculos e alivia as dores.

Melhora da concentração e do foco: Acalma a mente e aumenta a clareza mental.

Aumento da autoconsciência: Promove a conexão com o corpo e as emoções.

Melhora da saúde física e mental: Fortalece o sistema imunológico, reduz a pressão arterial e promove o bem-estar geral.

Exercício:

Experimente diferentes técnicas de relaxamento e encontre aquelas que mais te beneficiam. Incorpore-as em sua rotina diária, dedicando alguns minutos por dia para relaxar e recarregar suas energias.

As técnicas de relaxamento são como ferramentas que te auxiliam a navegar pelas águas turbulentas da vida com mais serenidade e equilíbrio. Ao acalmar o corpo e a mente, você abre espaço para a paz interior, a saúde e o bem-estar.

Capítulo 13
Auto-Hipnose

Nos capítulos anteriores, exploramos diversas técnicas para acalmar a mente e o corpo, como o relaxamento e a meditação. Agora, vamos adentrar o fascinante mundo da auto-hipnose, uma ferramenta poderosa para acessar o subconsciente e reprogramar crenças, hábitos e comportamentos.

Imagine a mente como um iceberg, onde a parte visível representa a mente consciente e a parte submersa, muito maior, representa o subconsciente. A auto-hipnose é como um mergulho profundo nesse oceano interior, permitindo que você acesse as profundezas da sua mente e explore o seu potencial ilimitado.

A hipnose é um estado natural de consciência alterada, caracterizado por um foco intenso da atenção e uma maior receptividade a sugestões. Durante a auto-hipnose, você induz esse estado em si mesmo, guiando sua mente para um estado de relaxamento profundo e concentração.

Nesse estado, o subconsciente se torna mais acessível, permitindo que você plante novas ideias, crenças e comportamentos que se alinhem com seus objetivos e desejos. A auto-hipnose pode ser utilizada para diversas finalidades, como superar medos e fobias, eliminar hábitos indesejados, aumentar a autoestima, melhorar o desempenho e promover a cura física e emocional.

Dominando a arte da auto-hipnose:

Encontre um lugar tranquilo: Escolha um ambiente calmo e livre de distrações para praticar a auto-hipnose.

Adote uma postura confortável: Sente-se ou deite-se em uma posição relaxante, com a coluna ereta e os músculos relaxados.

Induza o relaxamento: Utilize técnicas de relaxamento, como a respiração profunda e o relaxamento muscular progressivo, para acalmar o corpo e a mente.

Focalize sua atenção: Concentre sua atenção em um ponto fixo, como uma imagem, um objeto ou sua própria respiração.

Utilize sugestões positivas: Crie frases curtas e positivas que expressem o que você deseja alcançar, como "Eu sou confiante", "Eu estou em paz" ou "Eu sou capaz de superar meus desafios".

Repita as sugestões: Repita as sugestões mentalmente ou em voz baixa, com convicção e emoção.

Visualize seus objetivos: Imagine-se alcançando seus objetivos, vivenciando as emoções e sensações como se já fossem reais.

Saia do estado de hipnose: Quando estiver pronto para sair do estado de hipnose, conte de 1 a 5, abrindo os olhos gradualmente e voltando à sua consciência normal.

Os benefícios da auto-hipnose:

Reprogramação mental: Permite reprogramar crenças limitantes e instalar novos padrões de pensamento e comportamento.

Superação de medos e fobias: Ajuda a lidar com medos e fobias, como medo de falar em público, medo de altura ou medo de animais.

Eliminação de hábitos indesejados: Auxilia na eliminação de hábitos como fumar, roer unhas ou comer em excesso.

Aumento da autoestima: Fortalece a autoconfiança e a autoaceitação.

Melhora do desempenho: Aumenta a concentração, o foco e a motivação para alcançar seus objetivos.

Promoção da cura: Auxilia na cura de doenças físicas e emocionais, como dores crônicas, ansiedade e depressão.

Exercício:

Experimente uma sessão de auto-hipnose guiada por um profissional ou utilize um aplicativo de auto-hipnose. Crie suas próprias sugestões positivas e repita-as com convicção e emoção. Visualize seus objetivos como se já fossem reais.

A auto-hipnose é uma ferramenta poderosa para acessar o seu potencial interior e criar a vida que você deseja. Ao mergulhar nas profundezas da sua mente, você pode reprogramar suas crenças, superar seus limites e manifestar seus sonhos.

Capítulo 14
Despertando a Energia Vital

Imagine o corpo como um rio, por onde a energia vital flui livremente, nutrindo cada célula e órgão. O yoga e o alongamento são como movimentos que removem os obstáculos nesse rio, permitindo que a energia vital circule livremente, revitalizando o corpo e a mente.

O yoga é uma prática milenar que combina posturas físicas (asanas), exercícios respiratórios (pranayamas) e meditação, promovendo a união entre corpo, mente e espírito. Através das asanas, o yoga alonga e fortalece os músculos, aumenta a flexibilidade, melhora a postura e estimula o fluxo de energia vital.

O alongamento, por sua vez, é uma prática que visa aumentar a flexibilidade e a amplitude de movimento das articulações, prevenindo lesões, aliviando dores musculares e promovendo o relaxamento.

Despertando a energia vital através do yoga e do alongamento:

Encontre um espaço tranquilo: Escolha um ambiente calmo e livre de distrações para praticar yoga ou alongamento.

Use roupas confortáveis: Vista roupas que permitam a livre movimentação do corpo.

Comece com posturas básicas: Se você é iniciante no yoga, comece com posturas básicas e vá progredindo gradualmente.

Respire conscientemente: Preste atenção à sua respiração durante a prática, inspirando e expirando profundamente.

Ouça seu corpo: Respeite seus limites e não force seu corpo além do que ele pode suportar.

Pratique regularmente: A prática regular do yoga e do alongamento traz mais benefícios do que a prática esporádica.

Combine posturas e alongamentos: Experimente combinar diferentes posturas de yoga com alongamentos específicos para cada grupo muscular.

Explore diferentes estilos de yoga: Existem diversos estilos de yoga, como Hatha Yoga, Vinyasa Yoga, Ashtanga Yoga e Iyengar Yoga. Experimente diferentes estilos e encontre aquele que mais se adapta às suas necessidades e preferências.

Os benefícios do yoga e do alongamento:

Aumento da flexibilidade e da força: Melhora a flexibilidade, a força muscular e a resistência física.

Melhora da postura: Corrige a postura, alinha a coluna vertebral e previne dores nas costas.

Redução do estresse e da ansiedade: Acalma o sistema nervoso e reduz a produção de hormônios do estresse.

Melhora da circulação sanguínea: Estimula a circulação sanguínea e linfática, oxigenando os tecidos e eliminando toxinas.

Aumento da energia vital: Desbloqueia os canais energéticos e promove o fluxo livre da energia vital.

Melhora da concentração e do foco: Acalma a mente e aumenta a clareza mental.

Aumento da autoconsciência: Promove a conexão com o corpo e as sensações físicas.

Melhora da saúde física e mental: Fortalece o sistema imunológico, previne doenças e promove o bem-estar geral.

Exercício:

Inicie a prática do yoga ou do alongamento com uma sequência básica de posturas. Preste atenção à sua respiração e aos seus limites. Experimente diferentes estilos de yoga e encontre aquele que mais te agrada.

O yoga e o alongamento são como danças que celebram a vida e a energia vital que flui em nosso corpo. Ao integrar essas práticas em sua rotina, você cultiva a saúde, o equilíbrio e a harmonia entre corpo, mente e espírito.

Capítulo 15
Libertando-se do Passado

Nos capítulos anteriores, aprendemos a cuidar do nosso corpo físico como um templo da energia vital. Agora, vamos nos voltar para a cura emocional e explorar a arte do perdão, um bálsamo poderoso para as feridas do passado.

Imagine o perdão como uma chave que abre as portas de uma prisão onde você mantém aprisionadas as mágoas, ressentimentos e dores do passado. Ao perdoar, você liberta a si mesmo dessas correntes, abrindo espaço para a cura, a paz interior e a liberdade emocional.

Perdoar não significa esquecer ou negar o que aconteceu, nem justificar as ações de quem te feriu. Perdoar é, acima de tudo, um ato de amor próprio, uma escolha consciente de se libertar do peso do passado e seguir em frente com leveza e serenidade.

Quando nos apegamos à raiva, ao ressentimento e à mágoa, estamos nos prendendo ao passado e impedindo que as feridas emocionais se curem. O perdão, por outro lado, nos liberta dessa prisão emocional, permitindo que a energia vital flua livremente e que a cura aconteça em todos os níveis do nosso ser.

O caminho do perdão:

Reconheça suas emoções: Permita-se sentir a raiva, a tristeza, a mágoa e todas as emoções que surgem quando você se lembra da situação que te feriu. Não reprima suas emoções, acolha-as com compaixão e compreensão.

Identifique a necessidade por trás da emoção: Pergunte a si mesmo: "O que eu preciso para me sentir em paz com essa situação?". Talvez você precise de reconhecimento, de um pedido de desculpas, de justiça ou simplesmente de tempo para se curar.

Cultive a empatia: Tente se colocar no lugar da pessoa que te feriu e compreender suas motivações e suas dores. Isso não significa justificar suas ações, mas sim desenvolver a compaixão e a compreensão.

Tome a decisão de perdoar: O perdão é uma escolha consciente, um ato de vontade. Decida perdoar a si mesmo e aos outros, liberando-se do peso do passado.

Pratiquea o perdão diariamente: O perdão é um processo que requer tempo e prática. Repita afirmações de perdão, visualize a situação que te feriu e imagine-se perdoando com amor e compaixão.

Liberte-se do passado: Concentre-se no presente e no futuro, construindo uma vida livre de mágoas e ressentimentos.

Os benefícios do perdão:

Libertação emocional: Libera-se do peso do passado e das emoções negativas.

Cura emocional: Promove a cura das feridas emocionais e a superação de traumas.

Melhora nos relacionamentos: Restaura relacionamentos e promove a reconciliação.

Aumento da paz interior: Cultiva a serenidade, a harmonia e o bem-estar emocional.

Melhora da saúde física: Reduz o estresse, a ansiedade e os sintomas físicos relacionados.

Aumento da compaixão e da empatia: Desenvolve a capacidade de perdoar e compreender a si mesmo e aos outros.

Exercício:

Escreva uma carta para a pessoa que te feriu, expressando seus sentimentos e sua decisão de perdoar. Não é necessário enviar a carta, o importante é o processo de escrita e liberação emocional. Pratique a visualização do perdão, imaginando-se perdoando com amor e compaixão.

O perdão é um presente que você oferece a si mesmo, um ato de libertação e cura. Ao perdoar, você se liberta do passado e abre espaço para um futuro mais leve, feliz e abundante.

Capítulo 16
Cultivando a Abundância

Nos capítulos anteriores, aprendemos a libertar o coração do peso do passado através do perdão. Agora, vamos abrir espaço para a gratidão, uma força poderosa que nutre a alma e abre caminho para a abundância em todas as áreas da vida.

Imagine a gratidão como um ímã que atrai para sua vida tudo aquilo que você aprecia e valoriza. Ao cultivar a gratidão, você muda o foco da sua atenção daquilo que falta para aquilo que você já possui, criando um ciclo virtuoso de positividade, alegria e abundância.

A gratidão é uma emoção que surge quando reconhecemos o valor de algo ou de alguém em nossas vidas. É um sentimento de apreço, reconhecimento e contentamento pelas bênçãos que recebemos, grandes ou pequenas.

Quando cultivamos a gratidão, abrimos nossos corações para a abundância do universo, reconhecendo a riqueza que já existe em nossas vidas e atraindo ainda mais prosperidade, saúde, amor e felicidade.

Abrindo o coração para a gratidão:

Mantenha um diário de gratidão: Reserve um tempo todos os dias para anotar em um diário as coisas pelas quais você é grato. Podem ser coisas simples, como um dia ensolarado, um abraço de um amigo, uma refeição saborosa ou um momento de paz interior.

Expresse sua gratidão: Agradeça às pessoas que fazem parte da sua vida, expresse seu apreço por suas qualidades e por tudo o que elas fazem por você.

Agradeça pelas pequenas coisas: Cultive a gratidão pelas pequenas coisas do dia a dia, como um sorriso, um gesto de gentileza ou um momento de beleza.

Conecte-se com a natureza: Passe tempo em contato com a natureza, apreciando a beleza das plantas, dos animais e do universo.

Pratique a meditação da gratidão: Encontre um lugar tranquilo, feche os olhos e concentre-se em sentimentos de gratidão. Imagine todas as coisas boas que você tem em sua vida e sinta a emoção da gratidão preenchendo seu coração.

Crie um altar da gratidão: Crie um espaço em sua casa dedicado à gratidão, onde você pode colocar objetos que te lembrem das coisas pelas quais você é grato.

Celebre suas conquistas: Reconheça e celebre suas conquistas, grandes ou pequenas, e agradeça pelas oportunidades que te levaram até elas.

Os benefícios da gratidão:

Aumento da felicidade e do bem-estar: A gratidão aumenta a produção de hormônios do bem-estar, como a serotonina e a dopamina, promovendo a felicidade, a alegria e o otimismo.

Melhora nos relacionamentos: A gratidão fortalece os laços afetivos e promove a conexão com os outros.

Aumento da autoestima: A gratidão aumenta a autoconfiança e a autoaceitação.

Redução do estresse e da ansiedade: A gratidão acalma a mente e reduz a produção de hormônios do estresse.

Melhora da saúde física: A gratidão fortalece o sistema imunológico e promove a saúde física.

Atração da abundância: A gratidão cria um ciclo virtuoso de positividade e atrai prosperidade, saúde, amor e felicidade.

Exercício:

Comece hoje mesmo a praticar a gratidão. Anote em um diário três coisas pelas quais você é grato. Expresse sua gratidão a alguém que você ama. Conecte-se com a natureza e agradeça pela beleza do mundo ao seu redor.

A gratidão é uma chave que abre as portas para a abundância em todas as áreas da sua vida. Ao cultivar a gratidão, você transforma sua realidade, atraindo mais prosperidade, saúde, amor e felicidade.

Capítulo 17
Ho'oponopono

Nos capítulos anteriores, exploramos a força da gratidão para atrair a abundância. Agora, vamos adentrar a profunda sabedoria havaiana do Ho'oponopono, uma prática de cura e reconciliação que nos convida a assumir a responsabilidade por nossa realidade e a promover a paz interior.

Imagine que tudo o que você experimenta em sua vida, desde os eventos mais agradáveis até os desafios mais difíceis, são reflexos do seu mundo interior. O Ho'oponopono nos ensina que somos 100% responsáveis por tudo o que acontece em nossas vidas, pois tudo o que percebemos no mundo exterior é uma projeção daquilo que carregamos em nosso interior.

Essa prática milenar se baseia na crença de que memórias e crenças negativas armazenadas em nosso subconsciente criam bloqueios energéticos que se manifestam como problemas e conflitos em nossas vidas. O Ho'oponopono nos oferece um caminho para limpar essas memórias, purificar nossa mente e restaurar a harmonia interior.

Através da repetição de quatro frases simples – "Sinto muito", "Me perdoe", "Te amo" e "Sou grato" – nos conectamos com o Divino e pedimos a purificação de nossas memórias e crenças limitantes. Ao assumir a responsabilidade por nossa realidade e pedir perdão, abrimos espaço para a cura, a reconciliação e a transformação.

Os princípios do Ho'oponopono:

Responsabilidade: Assumir a responsabilidade por tudo o que acontece em sua vida, reconhecendo que seus pensamentos, sentimentos e ações criam sua realidade.

Perdão: Pedir perdão a si mesmo e aos outros por qualquer memória ou crença negativa que tenha contribuído para a criação de problemas e conflitos.

Amor: Cultivar o amor incondicional por si mesmo, pelos outros e por todas as formas de vida.

Gratidão: Agradecer pelas bênçãos que você já possui e por todas as oportunidades de crescimento e aprendizado.

Aplicando o Ho'oponopono:

Identifique o problema: Quando se deparar com um problema ou conflito, reconheça que ele é um reflexo de algo que precisa ser curado em seu interior.

Repita as quatro frases: Repita mentalmente ou em voz alta as frases "Sinto muito", "Me perdoe", "Te amo" e "Sou grato", direcionando-as para a situação ou pessoa envolvida.

Concentre-se na purificação: Visualize a situação sendo purificada pela luz divina, liberando as memórias e crenças negativas que a sustentam.

Pratique com constância: O Ho'oponopono é uma prática diária que requer constância e dedicação. Quanto mais você praticar, mais profunda será a cura e a transformação em sua vida.

Os benefícios do Ho'oponopono:

Cura emocional: Libera mágoas, ressentimentos e traumas do passado.

Paz interior: Promove a serenidade, a harmonia e o equilíbrio emocional.

Melhora nos relacionamentos: Restaura relacionamentos e promove a reconciliação.

Aumento da autoconsciência: Aumenta a compreensão de si mesmo e de seus padrões de pensamento e comportamento.

Manifestação de desejos: Limpa os bloqueios que impedem a realização de seus sonhos e objetivos.

Conexão espiritual: Fortalece a conexão com o Divino e promove o crescimento espiritual.

Exercício:

Escolha uma situação ou pessoa que te causa desconforto ou conflito. Pratique o Ho'oponopono, repetindo as quatro frases com sinceridade e visualizando a situação sendo purificada. Observe as mudanças que ocorrem em seus sentimentos e pensamentos.

O Ho'oponopono é um caminho de cura e transformação que te convida a assumir a responsabilidade por sua realidade e a promover a paz interior. Ao limpar suas memórias e crenças limitantes, você abre espaço para a abundância, a harmonia e a felicidade em sua vida.

Capítulo 18
Equilibrando a Energia Vital

Nos capítulos anteriores, mergulhamos na sabedoria do Ho'oponopono e aprendemos a assumir a responsabilidade pela nossa realidade. Agora, vamos explorar o Reiki, uma técnica de cura energética que promove o equilíbrio e a harmonia através do toque suave das mãos.

Imagine a energia vital como um rio que flui através do seu corpo, nutrindo cada célula e órgão. O Reiki atua como um canal para essa energia universal, permitindo que ela flua livremente, removendo bloqueios e restaurando o equilíbrio natural do corpo.

O Reiki é uma técnica japonesa de cura que utiliza a imposição das mãos para transmitir energia vital. A palavra "Reiki" significa "energia vital universal", e essa energia é canalizada pelo praticante de Reiki para o receptor, promovendo o relaxamento, o alívio do estresse e a cura física, emocional e espiritual.

Durante uma sessão de Reiki, o praticante coloca suas mãos suavemente sobre ou próximo ao corpo do receptor, em pontos específicos chamados chakras, que são centros de energia vital. A energia Reiki flui através das mãos do praticante, harmonizando os chakras, dissolvendo bloqueios energéticos e promovendo o bem-estar.

Os princípios do Reiki:

Só por hoje, não se preocupe: Liberte-se das preocupações e viva o momento presente com serenidade.

Só por hoje, não se zangue: Cultive a paciência, a compreensão e a compaixão.

Honre seus pais, mestres e anciãos: Demonstre respeito e gratidão por aqueles que te guiam e te inspiram.

Ganhe a vida honestamente: Viva com integridade, ética e honestidade.

Mostre gratidão a todos os seres vivos: Reconheça a interconexão entre todas as formas de vida e cultive a gratidão pela existência.

Os benefícios do Reiki:

Relaxamento profundo: Promove o relaxamento físico e mental, aliviando o estresse e a ansiedade.

Alívio da dor: Auxilia no alívio de dores crônicas e agudas, promovendo o bem-estar físico.

Equilíbrio emocional: Harmoniza as emoções, reduzindo a ansiedade, a depressão e outros desequilíbrios emocionais.

Aumento da energia vital: Revitaliza o corpo, aumenta a vitalidade e promove a saúde.

Aceleração do processo de cura: Fortalece o sistema imunológico e acelera o processo de cura natural do corpo.

Desenvolvimento espiritual: Promove o autoconhecimento, a conexão espiritual e o crescimento pessoal.

Exercício:

Experimente uma sessão de Reiki com um praticante qualificado. Sinta a energia Reiki fluindo através do seu corpo, promovendo o relaxamento, o equilíbrio e a cura. Observe as sensações e emoções que surgem durante a sessão.

O Reiki é um presente de cura e harmonização que te convida a se conectar com a energia vital universal. Ao receber Reiki, você abre caminho para o bem-estar físico, emocional e espiritual, e desperta o seu potencial de cura e transformação.

Capítulo 19
O Poder das Pedras na Cura Holística

Nos capítulos anteriores, exploramos a energia vital universal através do Reiki. Agora, vamos adentrar o reino mineral e descobrir o poder sutil, porém profundo, da Cristaloterapia, uma prática ancestral que utiliza as vibrações energéticas dos cristais para promover o equilíbrio, a cura e o bem-estar.

Imagine os cristais como bibliotecas ancestrais de energia, cada um vibrando em uma frequência única, armazenando a sabedoria da Terra e emanando vibrações curativas. A Cristaloterapia se baseia na crença de que essas vibrações interagem com o campo energético humano, promovendo a harmonização dos chakras, a dissolução de bloqueios e o alinhamento do corpo, mente e espírito.

Os cristais são formados ao longo de milhões de anos no coração da Terra, absorvendo energias e informações do ambiente ao seu redor. Cada cristal possui uma estrutura molecular única que determina suas propriedades energéticas e terapêuticas. A Cristaloterapia utiliza essa energia para promover o bem-estar físico, emocional e espiritual.

Compreendendo a Cristaloterapia:

Cada cristal possui uma vibração única: Assim como cada pessoa possui uma impressão digital única, cada cristal vibra em uma frequência específica, com propriedades curativas e energéticas distintas.

Os cristais interagem com o campo energético humano: Ao entrar em contato com o corpo humano, os cristais interagem com o campo energético, promovendo o equilíbrio e a harmonização.

A escolha do cristal é intuitiva e pessoal: A escolha do cristal ideal para cada pessoa ou situação pode ser feita de forma intuitiva, sentindo a energia da pedra e se conectando com sua vibração.

Os cristais podem ser utilizados de diversas formas: Os cristais podem ser utilizados durante a meditação, colocados sobre o corpo, usados como joias, carregados no bolso ou utilizados em ambientes para harmonizar a energia.

Alguns cristais e suas propriedades:

Quartzo transparente: Amplifica a energia, promove a clareza mental e a cura.

Ametista: Acalma a mente, transmuta energias negativas e promove a intuição.

Quartzo rosa: Abre o coração para o amor, a compaixão e a cura emocional.

Citrino: Atrai prosperidade, abundância e alegria.

Selenita: Purifica a energia, promove a paz interior e a conexão espiritual.

Olho de tigre: Protege contra energias negativas, aumenta a autoconfiança e a força interior.

Os benefícios da Cristaloterapia:

Equilíbrio energético: Harmoniza os chakras e promove o fluxo livre da energia vital.

Cura física: Auxilia no alívio de dores, inflamações e outros desequilíbrios físicos.

Cura emocional: Libera emoções negativas, traumas e bloqueios emocionais.

Paz interior: Promove a serenidade, a harmonia e o bem-estar mental.

Aumento da intuição: Desperta a intuição, a criatividade e a conexão espiritual.

Proteção energética: Cria um escudo protetor contra energias negativas e influências externas.

Exercício:

Escolha um cristal que te chame atenção e segure-o em suas mãos. Sinta sua energia, sua temperatura, sua textura. Permita que sua intuição te guie na escolha do cristal ideal para você. Utilize o cristal durante a meditação, carregue-o com você ou coloque-o em um ambiente que você deseja harmonizar.

Os cristais são aliados poderosos na jornada de autoconhecimento e cura. Ao se conectar com a energia dos cristais, você desperta o poder de cura interior e abre caminho para o equilíbrio, a harmonia e a transformação.

Capítulo 20
Valores e Propósitos de Vida

Nos capítulos anteriores, exploramos o poder dos cristais na cura holística. Agora, vamos iniciar uma jornada de autoconhecimento ainda mais profunda, buscando desvendar seus valores e propósitos de vida, a bússola que guia suas escolhas e te impulsiona em direção à realização pessoal.

Imagine a vida como uma grande viagem, com diversos caminhos e destinos possíveis. Seus valores e propósitos são como um mapa que te orienta nessa jornada, te ajudando a escolher os caminhos que te levarão aos destinos que realmente importam para você.

Valores são princípios que guiam suas decisões e ações, aquilo que você considera importante e significativo em sua vida. Propósitos, por sua vez, são seus objetivos de vida, aquilo que te motiva a seguir em frente e que te dá a sensação de que sua vida tem significado.

Descobrir seus valores e propósitos é como encontrar um tesouro escondido dentro de si mesmo. É conectar-se com sua essência, com sua alma, e descobrir o que realmente te faz vibrar, o que te inspira e o que te impulsiona a ser a sua melhor versão.

Explorando seus valores e propósitos:

Reflita sobre suas experiências: Quais foram as experiências mais significativas da sua vida? O que você aprendeu com elas? Quais valores elas revelaram sobre você?

Identifique seus talentos e paixões: O que você faz com facilidade e prazer? Quais são suas habilidades naturais? O que te entusiasma e te motiva?

Imagine seu futuro ideal: Como você se imagina daqui a 5, 10 ou 20 anos? O que você estará fazendo? Quais serão suas realizações? Como você se sentirá?

Conecte-se com sua intuição: Preste atenção aos seus sentimentos e intuições. O que seu coração te diz sobre seus valores e propósitos?

Experimente coisas novas: Explore diferentes áreas de interesse, participe de atividades que te desafiam e te inspiram. A experimentação te ajuda a descobrir novos talentos e paixões.

Busque inspiração: Converse com pessoas que admira, leia livros e assista a filmes que te inspiram. A inspiração te ajuda a conectar-se com seus valores e propósitos.

Defina seus valores: Crie uma lista com os valores que são mais importantes para você, como honestidade, compaixão, liberdade, criatividade, justiça, etc.

Escreva sua declaração de propósito: Escreva uma declaração que expresse seus objetivos de vida, aquilo que te motiva a seguir em frente e que te dá a sensação de que sua vida tem significado.

Os benefícios de conhecer seus valores e propósitos:

Clareza e direção: Te ajuda a tomar decisões mais alinhadas com seus valores e objetivos.

Motivação e propósito: Te impulsiona a seguir em frente e a perseguir seus sonhos.

Realização pessoal: Te conduz a uma vida mais autêntica, significativa e realizada.

Autoconhecimento: Te ajuda a se conectar com sua essência e a descobrir quem você realmente é.

Bem-estar emocional: Promove a paz interior, a felicidade e a satisfação pessoal.

Exercício:

Reserve um tempo para refletir sobre as perguntas acima. Anote suas respostas em um diário e revise-as periodicamente. Crie sua lista de valores e escreva sua declaração de propósito.

Seus valores e propósitos são como um farol que ilumina seu caminho e te guia em direção à realização pessoal. Ao descobri-los e vivê-los, você transforma sua vida em uma jornada de significado, propósito e felicidade.

Capítulo 21
Desvendando seu Potencial Único

No capítulo anterior, iniciamos a jornada de autoconhecimento explorando seus valores e propósitos de vida. Agora, vamos nos aprofundar na descoberta dos seus talentos e habilidades, os recursos internos que te tornam único e te capacitam a realizar seus sonhos.

Imagine um baú cheio de joias preciosas, cada uma com seu brilho e valor singular. Seus talentos e habilidades são como essas joias, dons que você traz consigo e que podem ser lapidados e utilizados para criar uma vida plena e significativa.

Talentos são aptidões naturais, habilidades inatas que você possui para realizar determinadas atividades com facilidade e excelência. Habilidades, por sua vez, são capacidades desenvolvidas através da prática e do aprendizado, que te permitem realizar tarefas e alcançar objetivos específicos.

Descobrir seus talentos e habilidades é como desvendar um mapa que te guia em direção ao seu potencial máximo. É reconhecer seus dons, suas paixões e suas áreas de excelência, e utilizá-los para criar uma vida autêntica, próspera e realizada.

Explorando seus talentos e habilidades:

Observe o que você faz com facilidade: Quais atividades você realiza com naturalidade e prazer, sem esforço? O que te flui naturalmente?

Identifique seus pontos fortes: Quais são suas características mais marcantes? O que as pessoas elogiam em você? Quais são suas áreas de excelência?

Preste atenção aos seus interesses: O que te fascina e te atrai? Quais assuntos te despertam curiosidade e vontade de aprender?

Relembre suas experiências: Quais foram seus maiores sucessos e realizações? Quais atividades te proporcionaram maior satisfação e realização?

Experimente coisas novas: Explore diferentes áreas de conhecimento, participe de cursos e workshops, pratique atividades que te desafiam e te inspiram.

Peça feedback: Converse com pessoas que te conhecem bem e peça feedback sobre seus talentos e habilidades.

Faça testes vocacionais: Utilize testes vocacionais para identificar suas áreas de aptidão e interesse.

Anote suas descobertas: Mantenha um diário para registrar seus talentos, habilidades, interesses e paixões.

Os benefícios de conhecer seus talentos e habilidades:

Autoconhecimento: Aumenta a compreensão de si mesmo, de suas capacidades e de seu potencial único.

Autoconfiança: Fortalece a crença em si mesmo e em suas habilidades.

Motivação: Te impulsiona a perseguir seus sonhos e objetivos com mais confiança e determinação.

Realização profissional: Te ajuda a escolher uma carreira que esteja alinhada com seus talentos e paixões.

Crescimento pessoal: Te incentiva a desenvolver suas habilidades e a buscar o seu potencial máximo.

Criatividade: Estimula a expressão da sua criatividade e a busca por novas formas de usar seus talentos.

Exercício:

Faça uma lista de seus talentos e habilidades. Relembre suas experiências e identifique as atividades que te proporcionaram maior satisfação e realização. Peça feedback para pessoas que te conhecem bem. Explore novas áreas de conhecimento e experimente coisas novas.

Seus talentos e habilidades são presentes que você recebeu para compartilhar com o mundo. Ao reconhecê-los e utilizá-los, você contribui para a construção de uma vida mais autêntica, próspera e significativa, tanto para você como para as pessoas ao seu redor.

Capítulo 22
Libertando-se das Correntes do Pensamento

Nos capítulos anteriores, desvendamos seus valores, propósitos, talentos e habilidades, revelando um mapa para seu potencial único. Agora, vamos nos libertar das correntes que podem te impedir de alcançar esse potencial: as crenças limitantes.

Imagine a mente como um jardim fértil, pronto para florescer. As crenças limitantes são como ervas daninhas que sugam os nutrientes do solo, impedindo o crescimento pleno das suas potencialidades. São pensamentos negativos e distorcidos sobre si mesmo, o mundo e o futuro, que te aprisionam em ciclos de medo, insegurança e autossabotagem.

Essas crenças podem ter raízes profundas, originadas em experiências passadas, mensagens negativas recebidas na infância ou padrões de pensamento disfuncionais. Elas se disfarçam de "verdades absolutas", sussurrando em seu ouvido frases como "Eu não sou capaz", "Eu não mereço", "Eu sempre falho" ou "Isso é impossível para mim".

Superar as crenças limitantes é como arrancar essas ervas daninhas pela raiz, libertando o solo da sua mente para que seus sonhos floresçam. É um processo de autoconhecimento, questionamento e transformação, que te empodera a reescrever sua história e criar uma realidade mais positiva e abundante.

Identificando e transformando crenças limitantes:

Esteja atento aos seus pensamentos: Observe os pensamentos que surgem em sua mente, especialmente aqueles que te causam medo, ansiedade ou insegurança.

Identifique as crenças por trás dos pensamentos: Quais são as "verdades" que sustentam esses pensamentos? Que mensagens você recebeu ao longo da vida que reforçam essas crenças?

Questione a validade das crenças: Elas são realmente verdadeiras? Existem evidências que as comprovam? Quais são as outras perspectivas possíveis?

Reescreva as crenças: Substitua as crenças limitantes por afirmações positivas e empoderadoras. Em vez de "Eu não sou capaz", afirme "Eu sou capaz de realizar meus sonhos".

Busque evidências que contradizem as crenças: Relembre seus sucessos, suas conquistas e os momentos em que você superou desafios.

Visualize-se superando as crenças: Imagine-se agindo com confiança, coragem e determinação, livre das amarras das crenças limitantes.

Cerque-se de pessoas positivas: Conecte-se com pessoas que te apoiam, te inspiram e te encorajam a crescer.

Busque ajuda profissional: Se necessário, procure a ajuda de um terapeuta ou coach para te auxiliar nesse processo de transformação.

Os benefícios de superar crenças limitantes:

Liberdade emocional: Liberte-se do medo, da insegurança e da autossabotagem.

Autoconfiança: Aumente a crença em si mesmo e em suas capacidades.

Realização de objetivos: Alcance seus sonhos e viva uma vida mais plena e autêntica.

Melhora nos relacionamentos: Construa relacionamentos mais saudáveis e autênticos.

Crescimento pessoal: Expanda seus horizontes e explore seu potencial máximo.

Exercício:

Identifique uma crença limitante que te impede de alcançar seus objetivos. Questione sua validade, busque evidências que a contradizem e reescreva-a de forma positiva e empoderadora. Visualize-se superando essa crença e agindo com confiança e determinação.

Você é muito mais poderoso do que imagina. Ao libertar-se das crenças limitantes, você abre caminho para uma vida de infinitas possibilidades, onde seus sonhos se tornam realidade e seu potencial floresce em sua plenitude.

Capítulo 23
Autoestima e Autoconfiança

Nos capítulos anteriores, removemos as ervas daninhas das crenças limitantes do jardim da sua mente. Agora, é hora de nutrir o solo fértil da sua autoestima e autoconfiança, os pilares que sustentam o crescimento pessoal e a realização dos seus sonhos.

Imagine a autoestima como as raízes profundas de uma árvore majestosa, que a nutrem e a sustentam, permitindo que ela cresça forte e imponente. A autoconfiança, por sua vez, são os galhos que se estendem em direção ao céu, buscando a luz e a expansão.

Autoestima é o valor que você atribui a si mesmo, a forma como você se vê e se sente em relação à sua própria pessoa. É a base da sua identidade, a crença em seu valor intrínseco, independente de suas conquistas ou da aprovação dos outros.

Autoconfiança, por outro lado, é a crença em suas capacidades, a certeza de que você pode realizar seus objetivos e superar desafios. É a força interior que te impulsiona a agir, a correr riscos e a perseguir seus sonhos.

Desenvolver a autoestima e a autoconfiança é como construir uma base sólida para o seu crescimento pessoal. É nutrir a sua essência, reconhecer suas qualidades, aceitar suas imperfeições e acreditar em seu potencial infinito.

Cultivando a autoestima e a autoconfiança:

Reconheça suas qualidades: Faça uma lista de suas qualidades, talentos, habilidades e conquistas. Celebre seus sucessos e reconheça seu valor intrínseco.

Aceite suas imperfeições: Seja gentil consigo mesmo, reconhecendo que todos temos falhas e imperfeições. Aceite-se como você é, com amor e compaixão.

Pratique a autocompaixão: Trate-se com a mesma gentileza e compreensão que você trataria um amigo querido. Perdoe-se por seus erros e celebre seus progressos.

Afirme seu valor: Repita afirmações positivas que reforcem sua autoestima e autoconfiança, como "Eu sou digno de amor", "Eu sou capaz" e "Eu mereço o melhor".

Cuide de si mesmo: Priorize sua saúde física e mental, alimentando-se bem, exercitando-se, dormindo o suficiente e dedicando tempo para atividades que te proporcionem prazer e relaxamento.

Defina metas realistas: Estabeleça metas desafiadoras, mas alcançáveis, e celebre cada conquista ao longo do caminho.

Aprenda com seus erros: Veja os erros como oportunidades de aprendizado e crescimento, em vez de se culpar ou se criticar.

Cerque-se de pessoas positivas: Cultive relacionamentos com pessoas que te apoiam, te inspiram e te encorajam a ser a sua melhor versão.

Busque ajuda profissional: Se necessário, procure a ajuda de um terapeuta ou coach para te auxiliar nesse processo de desenvolvimento pessoal.

Os benefícios da autoestima e autoconfiança:

Bem-estar emocional: Aumenta a felicidade, a resiliência e a capacidade de lidar com desafios.

Realização pessoal: Te impulsiona a perseguir seus sonhos e alcançar seus objetivos.

Melhora nos relacionamentos: Promove relacionamentos mais saudáveis e autênticos.

Sucesso profissional: Aumenta a produtividade, a criatividade e a capacidade de liderança.

Saúde física: Fortalece o sistema imunológico e promove a saúde física.

Exercício:

Escreva uma carta de amor para si mesmo, reconhecendo suas qualidades, aceitando suas imperfeições e expressando sua gratidão por quem você é. Repita afirmações positivas que reforcem sua autoestima e autoconfiança.

Você é uma pessoa única e especial, com qualidades e talentos que te tornam incrível. Ao cultivar a autoestima e a autoconfiança, você nutre a sua essência, fortalece suas raízes e se permite florescer em sua plenitude.

Capítulo 24
Comunicação Assertiva

Nos capítulos anteriores, fortalecemos a base do seu crescimento pessoal, cultivando a autoestima e a autoconfiança. Agora, vamos construir pontes para o mundo exterior, aprendendo a comunicar suas necessidades de forma clara, respeitosa e autêntica, através da comunicação assertiva.

Imagine a comunicação como uma dança, onde cada pessoa expressa seus movimentos e se conecta com o outro em harmonia. A comunicação assertiva é como uma dança fluida e equilibrada, onde você expressa suas ideias, sentimentos e necessidades com clareza e respeito, ao mesmo tempo em que ouve e considera o outro.

Ser assertivo é como encontrar o ponto de equilíbrio entre a passividade, que te leva a silenciar suas necessidades e se anular, e a agressividade, que te leva a impor suas vontades e desrespeitar o outro. É comunicar-se de forma direta, honesta e respeitosa, defendendo seus direitos e expressando suas opiniões sem agredir ou se submeter.

A comunicação assertiva é uma habilidade essencial para construir relacionamentos saudáveis, resolver conflitos de forma construtiva e alcançar seus objetivos de forma eficaz. É a chave para expressar sua verdade, definir limites e criar conexões autênticas com as pessoas ao seu redor.

Desenvolvendo a comunicação assertiva:

Conecte-se com suas necessidades: Identifique suas necessidades, desejos e sentimentos antes de se comunicar. O que você realmente quer expressar? O que você precisa do outro?

Expresse-se com clareza e objetividade: Comunique suas ideias de forma clara, concisa e direta, utilizando linguagem clara e objetiva.

Use a linguagem corporal: Mantenha uma postura ereta, contato visual e um tom de voz firme e tranquilo. Sua linguagem corporal deve transmitir confiança e respeito.

Ouça ativamente: Preste atenção ao que o outro está dizendo, demonstrando interesse e empatia. Faça perguntas para esclarecer dúvidas e demonstrar que você está realmente ouvindo.

Expresse seus sentimentos: Comunique seus sentimentos de forma autêntica e respeitosa, utilizando frases como "Eu me sinto..." ou "Eu preciso...".

Defina limites: Comunique seus limites de forma clara e firme, dizendo "não" quando necessário e expressando suas expectativas de forma clara.

Busque soluções em conjunto: Em situações de conflito, busque soluções que atendam às necessidades de ambas as partes, utilizando a negociação e a colaboração.

Pratique a empatia: Tente se colocar no lugar do outro, compreendendo seus sentimentos e perspectivas.

Seja paciente e persistente: Desenvolver a comunicação assertiva requer tempo e prática. Seja paciente consigo mesmo e persista em seus esforços.

Os benefícios da comunicação assertiva:

Melhora nos relacionamentos: Construa relacionamentos mais saudáveis, autênticos e satisfatórios.

Redução de conflitos: Resolva conflitos de forma construtiva e pacífica.

Aumento da autoestima: Fortalece a autoconfiança e o respeito por si mesmo.

Realização pessoal: Alcance seus objetivos e expresse sua verdade de forma autêntica.

Bem-estar emocional: Reduz o estresse, a ansiedade e a frustração.

Exercício:

Identifique uma situação em que você teve dificuldade em se comunicar assertivamente. Reflita sobre como você poderia ter se expressado de forma mais clara, respeitosa e autêntica. Pratique a comunicação assertiva em situações do dia a dia, expressando suas necessidades e definindo limites.

A comunicação assertiva é uma ferramenta poderosa para construir pontes, expressar sua verdade e criar conexões autênticas com o mundo ao seu redor. Ao dominar essa habilidade, você se torna um comunicador mais eficaz, confiante e autêntico.

Capítulo 25
Conexões Autênticas e Nutritivas

Nos capítulos anteriores, aprendemos a comunicar nossas necessidades de forma assertiva, construindo pontes para o mundo exterior. Agora, vamos nos aprofundar na arte de criar relações saudáveis, cultivando conexões autênticas e nutritivas que enriqueçam nossa vida e nos impulsionam em direção ao bem-estar e à felicidade.

Imagine as relações como um jardim, onde cada pessoa é uma flor única, com suas cores, formas e perfumes. Criar relações saudáveis é como cuidar desse jardim com carinho e atenção, nutrindo cada flor para que ela floresça em sua plenitude, contribuindo para a beleza e a harmonia do conjunto.

Relações saudáveis são como um solo fértil onde o amor, o respeito, a confiança e a reciprocidade florescem. São conexões que nutrem a alma, inspiram o crescimento e nos impulsionam a sermos a nossa melhor versão.

Construir relações saudáveis requer autoconhecimento, comunicação assertiva, empatia e compaixão. É um processo de aprendizado constante, que envolve a capacidade de se conectar com o outro de forma autêntica, respeitando suas individualidades e cultivando a reciprocidade.

Cultivando relações saudáveis:

Cultive o amor próprio: A base para construir relações saudáveis é o amor próprio. Reconheça seu valor, cuide de si mesmo e se trate com carinho e respeito.

Seja autêntico: Mostre-se como você realmente é, sem máscaras ou disfarces. Compartilhe seus pensamentos, sentimentos e sonhos com as pessoas que ama.

Comunique-se abertamente: Expresse suas necessidades, desejos e limites de forma clara e respeitosa. Ouça com atenção o que o outro tem a dizer, demonstrando interesse e empatia.

Cultive o respeito: Respeite as diferenças, as opiniões e os limites do outro. Valorize a individualidade de cada pessoa e reconheça seu valor intrínseco.

Pratique a empatia: Tente se colocar no lugar do outro, compreendendo seus sentimentos e perspectivas. Demonstre compaixão e apoio nos momentos difíceis.

Dedique tempo de qualidade: Reserve tempo para estar presente com as pessoas que ama, compartilhando momentos especiais e criando memórias afetivas.

Cultive a reciprocidade: Ofereça apoio, carinho e atenção, e esteja disposto a receber o mesmo em troca. Relações saudáveis são baseadas na reciprocidade e no equilíbrio.

Defina limites saudáveis: Comunique seus limites de forma clara e respeitosa, protegendo sua energia e seu bem-estar.

Aprenda a perdoar: Perdoe a si mesmo e aos outros, liberando mágoas e ressentimentos que podem prejudicar a relação.

Celebre as diferenças: Reconheça que cada pessoa é única e especial, e celebre as diferenças que enriquecem a relação.

Os benefícios de relações saudáveis:

Bem-estar emocional: Aumenta a felicidade, a autoestima e a sensação de pertencimento.

Suporte emocional: Oferece apoio, conforto e segurança nos momentos difíceis.

Crescimento pessoal: Inspira o crescimento, a evolução e a busca por autoconhecimento.

Saúde física: Fortalece o sistema imunológico e promove a saúde física.

Longevidade: Pessoas com relações saudáveis tendem a viver mais e com mais qualidade de vida.

Exercício:

Reflita sobre as relações em sua vida. Quais são as relações que te nutrem e te inspiram? Quais são as relações que precisam ser cultivadas ou transformadas? Comunique suas necessidades e expectativas de forma assertiva, buscando construir conexões mais autênticas e nutritivas.

Relações saudáveis são como um jardim florido, que requer cuidado, atenção e dedicação. Ao cultivar conexões autênticas e nutritivas, você enriquece sua vida, fortalece sua alma e se abre para o amor, a felicidade e a plenitude.

Capítulo 26
Metas e Objetivos

Nos capítulos anteriores, aprendemos a cultivar relações saudáveis, criando conexões autênticas que nos nutrem e nos impulsionam. Agora, vamos direcionar o foco para o futuro, aprendendo a definir metas e objetivos que nos guiam em direção à realização dos nossos sonhos e aspirações.

Imagine a vida como um navio navegando em alto mar. Metas e objetivos são como o mapa e a bússola que guiam o navio, definindo a rota e direcionando-o para o destino desejado. Sem um mapa e uma bússola, o navio fica à deriva, sujeito aos caprichos do vento e das correntes marítimas.

Definir metas é como traçar um plano para a sua vida, estabelecendo objetivos claros e específicos que te motivam a seguir em frente e te dão a sensação de propósito e direção. É como construir um mapa detalhado, com cada passo definido, cada obstáculo previsto e cada conquista celebrada.

Objetivos bem definidos te impulsionam a sair da zona de conforto, a superar desafios e a alcançar resultados extraordinários. Eles te ajudam a focar sua energia, a organizar seu tempo e a utilizar seus recursos de forma eficiente, transformando seus sonhos em realidade.

Definindo metas eficazes:

Sonhe grande: Comece visualizando seus sonhos e aspirações, sem se limitar por crenças limitantes ou medos. O que você realmente deseja alcançar em sua vida?

Seja específico: Defina seus objetivos de forma clara, específica e mensurável. Em vez de "quero ser rico", defina "quero ter uma renda mensal de X reais".

Estabeleça prazos: Defina prazos realistas para alcançar seus objetivos, dividindo-os em etapas menores e definindo metas de curto, médio e longo prazo.

Crie um plano de ação: Defina as ações necessárias para alcançar seus objetivos, passo a passo. Quais recursos você precisa? Quais habilidades você precisa desenvolver? Quais obstáculos você precisa superar?

Mantenha o foco: Concentre sua energia e seus esforços na realização dos seus objetivos, evitando distrações e mantendo a disciplina.

Monitore seu progresso: Acompanhe seu progresso regularmente, avaliando seus resultados e ajustando seu plano de ação quando necessário.

Celebre suas conquistas: Reconheça e celebre cada conquista ao longo do caminho, por menor que seja. A celebração te motiva a seguir em frente e te impulsiona em direção ao sucesso.

Seja flexível: Esteja aberto a ajustar seus objetivos e planos quando necessário, adaptando-se às mudanças e aprendendo com as experiências.

Visualize seus objetivos: Utilize a visualização criativa para imaginar seus objetivos como se já fossem reais, sentindo as emoções e sensações de já tê-los alcançado.

Acredite em si mesmo: Confie em sua capacidade de realizar seus sonhos e mantenha uma atitude positiva e perseverante.

Os benefícios de definir metas:

Direção e propósito: Te dá clareza sobre seus objetivos e te impulsiona em direção à realização dos seus sonhos.

Motivação e foco: Aumenta sua motivação, te ajuda a focar seus esforços e a evitar distrações.

Organização e planejamento: Te ajuda a organizar seu tempo, seus recursos e suas ações de forma eficiente.

Produtividade e eficiência: Aumenta sua produtividade e te ajuda a alcançar resultados extraordinários.

Autoconhecimento: Te ajuda a entender seus valores, suas prioridades e seus sonhos.

Realização pessoal: Te conduz a uma vida mais plena, significativa e realizada.

Exercício:

Defina três objetivos que você deseja alcançar nos próximos meses. Sejam específicos, mensuráveis, alcançáveis, relevantes e com prazos definidos. Crie um plano de ação detalhado, com as etapas necessárias para alcançar cada objetivo. Visualize seus objetivos como se já fossem reais e celebre cada conquista ao longo do caminho.

Definir metas é como traçar um mapa para o sucesso, guiando você em direção à realização dos seus sonhos e aspirações. Ao definir objetivos claros, específicos e desafiadores, você se empodera para criar a vida que você deseja e viver com propósito, paixão e realização.

Capítulo 27
Organizando suas Ações e Recursos

No capítulo anterior, aprendemos a definir metas e objetivos, traçando o mapa para a realização dos seus sonhos. Agora, vamos construir o veículo que te levará a esse destino: o planejamento.

Imagine o planejamento como a construção de um navio robusto e equipado, capaz de navegar pelos mares da vida com segurança e eficiência. Cada peça, cada ferramenta, cada detalhe cuidadosamente planejado contribui para a solidez da embarcação e aumenta as chances de chegar ao destino desejado.

Planejamento é a arte de organizar suas ações, seus recursos e seu tempo de forma estratégica, visando alcançar seus objetivos de forma eficaz. É como construir uma ponte que conecta o presente ao futuro, transformando seus sonhos em realidade.

Um bom planejamento te ajuda a definir prioridades, a evitar distrações, a superar obstáculos e a utilizar seus recursos de forma inteligente. Ele te proporciona clareza, organização e controle sobre sua vida, aumentando suas chances de sucesso em todas as áreas.

Construindo um plano eficaz:

Defina seus objetivos: Comece revisando seus objetivos e metas, garantindo que eles estejam claros, específicos e mensuráveis.

Divida em etapas: Quebre seus objetivos em etapas menores e mais gerenciáveis, definindo metas de curto, médio e longo prazo.

Identifique seus recursos: Quais recursos você possui para alcançar seus objetivos? Considere seus talentos, habilidades, tempo, dinheiro, contatos e outros recursos disponíveis.

Crie um cronograma: Estabeleça um cronograma realista para cada etapa do seu plano, definindo prazos e deadlines para cada tarefa.

Organize suas tarefas: Utilize ferramentas de organização, como agendas, listas de tarefas, aplicativos ou softwares de gerenciamento de tempo, para organizar suas tarefas e prioridades.

Defina prioridades: Identifique as tarefas mais importantes e urgentes, concentrando seus esforços naquelas que te levarão mais perto dos seus objetivos.

Preveja obstáculos: Quais são os possíveis obstáculos que você pode encontrar ao longo do caminho? Como você pode se preparar para superá-los?

Seja flexível: Esteja aberto a ajustar seu plano quando necessário, adaptando-se às mudanças e aprendendo com as experiências.

Monitore seu progresso: Acompanhe seu progresso regularmente, avaliando seus resultados e ajustando seu plano de ação quando necessário.

Celebre suas conquistas: Reconheça e celebre cada conquista ao longo do caminho, por menor que seja. A celebração te motiva a seguir em frente e te impulsiona em direção ao sucesso.

Os benefícios do planejamento:

Organização e eficiência: Aumenta sua organização, te ajuda a gerenciar seu tempo e seus recursos de forma eficiente.

Clareza e foco: Te proporciona clareza sobre seus objetivos e te ajuda a manter o foco nas suas prioridades.

Redução do estresse: Diminui o estresse e a ansiedade, proporcionando uma sensação de controle sobre sua vida.

Aumento da produtividade: Aumenta sua produtividade, te ajudando a realizar mais em menos tempo.

Melhora na tomada de decisões: Te ajuda a tomar decisões mais estratégicas e eficazes.

Realização de objetivos: Aumenta suas chances de alcançar seus objetivos e realizar seus sonhos.

Exercício:

Escolha um objetivo que você deseja alcançar e crie um plano detalhado para alcançá-lo. Defina as etapas, os prazos, os recursos necessários e os possíveis obstáculos. Utilize ferramentas de organização para gerenciar suas tarefas e monitore seu progresso regularmente.

O planejamento é a bússola que te guia em direção ao sucesso, transformando seus sonhos em realidade. Ao planejar suas ações, seus recursos e seu tempo de forma estratégica, você se empodera para criar a vida que você deseja e viver com propósito, paixão e realização.

Capítulo 28
Procrastinação

Nos capítulos anteriores, aprendemos a planejar para o sucesso, organizando nossas ações e recursos de forma estratégica. Agora, vamos enfrentar um dos maiores obstáculos que podem nos impedir de alcançar nossos objetivos: a procrastinação.

Imagine a procrastinação como um peso que te prende ao chão, impedindo que você voe em direção aos seus sonhos. É a arte de adiar tarefas, de encontrar desculpas e de se distrair com atividades menos importantes, enquanto as responsabilidades e os objetivos ficam em segundo plano.

A procrastinação é como uma armadilha que te ilude com a promessa de prazer imediato, enquanto te afasta da realização dos seus sonhos e te leva a um ciclo de frustração, culpa e ansiedade. Ela se manifesta de diversas formas, desde a clássica "deixar para depois" até a mais sutil "perfeccionismo paralisante".

Superar a procrastinação é como se libertar desse peso, abrir suas asas e voar em direção aos seus objetivos. É assumir o controle do seu tempo, das suas ações e da sua vida, transformando a inércia em ação e a procrastinação em produtividade.

Vencendo a procrastinação:

Identifique as causas: Por que você procrastina? Quais são os medos, as crenças limitantes ou as dificuldades que te impedem de agir?

Defina metas claras e realistas: Objetivos vagos ou complexos podem ser intimidantes e te levar a procrastinar. Defina metas claras, específicas e realistas, dividindo-as em etapas menores e mais gerenciáveis.

Priorize suas tarefas: Utilize ferramentas de organização, como listas de tarefas ou matrizes de Eisenhower, para priorizar suas tarefas e focar nas mais importantes e urgentes.

Elimine distrações: Crie um ambiente de trabalho livre de distrações, desligando o celular, notificações e redes sociais enquanto se dedica às suas tarefas.

Divida as tarefas em pequenas partes: Tarefas grandes e complexas podem ser paralisantes. Divida-as em pequenas partes, tornando-as mais fáceis de serem realizadas.

Comece pelo mais fácil: Se você se sente desmotivado, comece por uma tarefa mais fácil e prazerosa, para ganhar impulso e entrar em estado de fluxo.

Utilize a técnica Pomodoro: Essa técnica consiste em trabalhar em blocos de tempo de 25 minutos, com pequenas pausas de 5 minutos entre cada bloco.

Recompense-se pelas conquistas: Celebre cada tarefa concluída, recompensando-se com algo que te motive e te dê prazer.

Pratique a autocompaixão: Não se culpe ou se critique por procrastinar. Reconheça que todos procrastinamos em algum momento e concentre-se em aprender com seus erros e seguir em frente.

Busque apoio: Compartilhe seus objetivos e desafios com amigos, familiares ou um coach, buscando apoio e motivação para superar a procrastinação.

Os benefícios de superar a procrastinação:

Aumento da produtividade: Realize mais em menos tempo, alcançando seus objetivos com mais eficiência.

Redução do estresse: Diminua o estresse e a ansiedade, eliminando a sensação de sobrecarga e culpa.

Melhora na autoestima: Aumente sua autoestima e autoconfiança, ao se sentir capaz de realizar suas tarefas e alcançar seus objetivos.

Realização pessoal: Alcance seus sonhos e viva uma vida mais plena e autêntica.

Liberdade e empoderamento: Assuma o controle do seu tempo, das suas ações e da sua vida.

Exercício:

Identifique uma tarefa que você está procrastinando. Analise as causas da procrastinação e defina estratégias para superá-la. Divida a tarefa em pequenas partes, elimine distrações e utilize a técnica Pomodoro para se manter focado. Celebre cada etapa concluída e recompense-se pelo seu progresso.

A procrastinação é um hábito que pode ser superado com autoconhecimento, disciplina e persistência. Ao vencer a procrastinação, você se liberta das amarras da inércia e assume o controle da sua vida, transformando seus sonhos em realidade.

Capítulo 29
A Arte da Persistência

Nos capítulos anteriores, aprendemos a planejar para o sucesso e a superar a procrastinação. Agora, vamos fortalecer os músculos da disciplina e do foco, as ferramentas essenciais para transformar seus planos em realidade e alcançar seus objetivos com maestria.

Imagine a disciplina como um leme firme que guia o navio em meio às tempestades e aos mares revoltos. É a força interior que te mantém no curso, te impulsiona a seguir em frente mesmo diante das dificuldades e te ajuda a resistir às tentações e distrações.

O foco, por sua vez, é a vela que impulsiona o navio, captando a energia do vento e direcionando-a para o destino almejado. É a capacidade de concentrar sua atenção naquilo que realmente importa, eliminando as distrações e direcionando toda sua energia para a realização dos seus objetivos.

Cultivar a disciplina e o foco é como treinar um atleta para uma maratona. Requer esforço, dedicação e persistência, mas a recompensa é a conquista da linha de chegada, a realização dos seus sonhos e a superação dos seus limites.

Dominando a arte da disciplina e do foco:

Defina metas claras e inspiradoras: Metas claras e inspiradoras te motivam a se manter disciplinado e focado, te dando um senso de propósito e direção.

Crie uma rotina: Estabeleça uma rotina diária que inclua tempo para suas atividades importantes, como trabalho, estudos, exercícios físicos e momentos de relaxamento.

Elimine distrações: Identifique e elimine as distrações que te impedem de se concentrar, como notificações do celular, redes sociais e interrupções desnecessárias.

Pratique a atenção plena: Cultive a atenção plena no seu dia a dia, observando seus pensamentos e emoções sem julgamento e trazendo sua atenção de volta para o momento presente.

Utilize técnicas de gerenciamento de tempo: Experimente técnicas como a técnica Pomodoro, que divide o tempo em blocos de trabalho e descanso, para aumentar sua produtividade e foco.

Defina prioridades: Priorize suas tarefas, focando naquelas que são mais importantes e urgentes para alcançar seus objetivos.

Aprenda a dizer "não": Diga "não" a atividades e compromissos que te desviam dos seus objetivos e te dispersam da sua energia.

Cultive a persistência: Mantenha-se firme em seus propósitos, mesmo diante das dificuldades e desafios. Lembre-se que a persistência é a chave para alcançar o sucesso.

Recompense-se pelos seus progressos: Celebre cada conquista, por menor que seja, recompensando-se pelo seu esforço e dedicação.

Pratique a autocompaixão: Seja gentil consigo mesmo nos momentos de dificuldade, reconhecendo que a disciplina e o foco são habilidades que se desenvolvem com a prática.

Os benefícios da disciplina e do foco:

Aumento da produtividade: Realize mais em menos tempo, alcançando seus objetivos com mais eficiência.

Realização de objetivos: Aumenta suas chances de alcançar seus objetivos e realizar seus sonhos.

Melhora na autoestima: Fortalece a autoconfiança e a sensação de controle sobre sua vida.

Redução do estresse: Diminui o estresse e a ansiedade, proporcionando uma sensação de organização e controle.

Crescimento pessoal: Desenvolve sua capacidade de persistência, resiliência e autocontrole.

Sucesso profissional: Aumenta suas chances de sucesso em sua carreira, te tornando um profissional mais eficiente e focado.

Exercício:

Escolha uma área da sua vida onde você deseja ter mais disciplina e foco. Defina metas claras, crie uma rotina, elimine distrações e utilize técnicas de gerenciamento de tempo. Pratique a atenção plena e a persistência, celebrando cada conquista ao longo do caminho.

A disciplina e o foco são como músculos que se fortalecem com o treino. Ao cultivar essas habilidades, você se torna o mestre do seu destino, navegando com segurança e determinação em direção aos seus objetivos e conquistando o sucesso em todas as áreas da sua vida.

Capítulo 30
Resiliência

Nos capítulos anteriores, construímos uma base sólida para o sucesso, cultivando a disciplina e o foco. Agora, vamos nos preparar para enfrentar as inevitáveis tempestades da vida, desenvolvendo a resiliência, a capacidade de se adaptar, superar desafios e emergir mais forte diante das adversidades.

Imagine a resiliência como a força de um bambu que se curva ao vento, mas não se quebra. É a capacidade de se adaptar às mudanças, de se recuperar de dificuldades e de usar os desafios como oportunidades de crescimento e aprendizado.

A vida é uma jornada repleta de altos e baixos, de momentos de alegria e de momentos de desafio. A resiliência é o que nos permite navegar por esses mares turbulentos com coragem, flexibilidade e otimismo, transformando os obstáculos em trampolins para o sucesso.

Desenvolver a resiliência é como construir uma fortaleza interior, que te protege das adversidades e te impulsiona a seguir em frente, mesmo quando o caminho se torna difícil. É a arte de transformar as dificuldades em oportunidades, de aprender com os erros e de usar as experiências desafiadoras como combustível para o crescimento pessoal.

Fortalecendo a sua resiliência:

Cultive o otimismo: Mantenha uma atitude positiva diante dos desafios, buscando enxergar as oportunidades de aprendizado e crescimento em cada situação.

Desenvolva a autoconfiança: Acredite em sua capacidade de superar obstáculos e de encontrar soluções criativas para os problemas.

Fortaleça seus relacionamentos: Cultive relações saudáveis com pessoas que te apoiam, te inspiram e te encorajam a seguir em frente.

Aprenda com seus erros: Veja os erros como oportunidades de aprendizado e crescimento, em vez de se culpar ou se criticar.

Pratique a gratidão: Concentre-se nas coisas boas da sua vida e agradeça por elas, cultivando uma atitude de positividade e esperança.

Cuide da sua saúde física e mental: Alimente-se bem, exercite-se regularmente, durma o suficiente e pratique atividades que te proporcionem prazer e relaxamento.

Desenvolva habilidades de resolução de problemas: Aprenda a identificar os problemas, a analisar as causas e a encontrar soluções criativas e eficazes.

Busque apoio profissional: Se necessário, procure a ajuda de um terapeuta ou coach para te auxiliar a desenvolver sua resiliência e a lidar com situações desafiadoras.

Aceite as mudanças: Esteja aberto às mudanças e se adapte às novas situações com flexibilidade e positividade.

Cultive a persistência: Mantenha-se firme em seus propósitos, mesmo diante das dificuldades e desafios. Lembre-se que a persistência é a chave para alcançar o sucesso.

Os benefícios da resiliência:

Superação de desafios: Te capacita a enfrentar e superar as adversidades com mais força e coragem.

Crescimento pessoal: Transforma os desafios em oportunidades de aprendizado e crescimento.

Bem-estar emocional: Aumenta a felicidade, a autoestima e a capacidade de lidar com o estresse.

Saúde mental: Reduz o risco de desenvolver ansiedade, depressão e outros problemas de saúde mental.

Sucesso profissional: Aumenta suas chances de sucesso em sua carreira, te tornando um profissional mais adaptável e resiliente.

Relações mais fortes: Fortalece seus relacionamentos, te tornando uma pessoa mais compreensiva e solidária.

Exercício:

Reflita sobre um desafio que você enfrentou no passado. Como você lidou com essa situação? O que você aprendeu com essa experiência? Como você pode usar essa experiência para fortalecer sua resiliência e se preparar para futuros desafios?

A resiliência é a força interior que te permite superar as tempestades da vida e emergir mais forte e sábio. Ao cultivar a resiliência, você se torna um navegador experiente, capaz de enfrentar os desafios com coragem, otimismo e determinação, transformando os obstáculos em oportunidades e construindo uma vida de sucesso e realização.

Capítulo 31
Inteligência Emocional

Nos capítulos anteriores, aprendemos a navegar pelas tempestades da vida com resiliência. Agora, vamos nos aprofundar no universo da inteligência emocional, a bússola que nos guia na compreensão e gestão das emoções, tanto as nossas quanto as dos outros, para construirmos uma vida mais plena, autêntica e feliz.

Imagine a inteligência emocional como um conjunto de ferramentas que te permite navegar pelo complexo mundo das emoções com maestria. É a capacidade de reconhecer, compreender, gerenciar e usar as emoções de forma inteligente, tanto em relação a si mesmo quanto nos seus relacionamentos com os outros.

A inteligência emocional vai além do Quociente de Inteligência (QI), que mede as habilidades cognitivas. Ela abrange a capacidade de se conectar consigo mesmo, de se relacionar com os outros de forma empática, de lidar com as adversidades com resiliência e de tomar decisões conscientes e equilibradas.

Desenvolver a inteligência emocional é como aprender a falar a língua das emoções, compreendendo seus nuances, seus sinais e suas mensagens. É a chave para construir relações mais saudáveis, alcançar seus objetivos com mais eficácia e viver com mais harmonia, equilíbrio e bem-estar.

Desenvolvendo a inteligência emocional na prática:

Autoconhecimento emocional: Preste atenção às suas emoções, aprenda a identificá-las, nomeá-las e compreender suas causas e consequências.

Gerenciamento emocional: Desenvolva estratégias para lidar com emoções desafiadoras, como a raiva, o medo, a tristeza e a frustração, de forma saudável e construtiva.

Automotivação: Cultive a motivação intrínseca, encontrando propósito e significado nas suas ações e se impulsionando em direção aos seus objetivos.

Empatia: Desenvolve a capacidade de se colocar no lugar do outro, compreendendo seus sentimentos, perspectivas e necessidades.

Habilidades sociais: Aprimore suas habilidades de comunicação, aprendendo a se expressar de forma clara, assertiva e respeitosa, a ouvir ativamente e a construir relações interpessoais saudáveis.

Aplicando a inteligência emocional no dia a dia:

Comunicação: Expresse suas ideias e sentimentos de forma clara, assertiva e respeitosa, utilizando a linguagem corporal e a escuta ativa para construir uma comunicação eficaz.

Relacionamentos: Cultive relações saudáveis, baseadas no respeito, na confiança, na empatia e na reciprocidade. Aprenda a lidar com conflitos de forma construtiva e a expressar suas necessidades de forma assertiva.

Trabalho: Utilize a inteligência emocional para aumentar sua produtividade, construir um ambiente de trabalho positivo, liderar equipes com eficácia e alcançar seus objetivos profissionais.

Saúde mental: Gerencie o estresse, a ansiedade e outras emoções desafiadoras, cultivando o autoconhecimento, a resiliência e o bem-estar emocional.

Tomada de decisões: Tome decisões mais conscientes e equilibradas, considerando tanto os aspectos racionais quanto os emocionais.

Os benefícios da inteligência emocional:

Bem-estar emocional: Aumenta a felicidade, a autoestima, a resiliência e a capacidade de lidar com desafios.

Melhora nos relacionamentos: Promove relações mais saudáveis, autênticas e satisfatórias.

Sucesso profissional: Aumenta a produtividade, a criatividade e a capacidade de liderança.

Saúde física: Reduz o estresse, fortalece o sistema imunológico e promove a saúde física.

Realização pessoal: Te conduz a uma vida mais plena, autêntica e significativa.

Exercício:

Identifique uma situação em que você poderia ter utilizado a inteligência emocional de forma mais eficaz. Reflita sobre como você pode usar as ferramentas da inteligência emocional para se comunicar melhor, construir relações mais saudáveis, gerenciar suas emoções e alcançar seus objetivos.

A inteligência emocional é uma bússola que te guia no caminho da autodescoberta, do crescimento pessoal e da realização. Ao desenvolver essa habilidade, você se torna o mestre das suas emoções, construindo uma vida mais plena, autêntica e feliz.

Capítulo 32
Desvendando a Conexão Mente-Corpo

Nos capítulos anteriores, exploramos o poder da inteligência emocional para navegar pelas ondas das emoções. Agora, vamos mergulhar na fascinante conexão mente-corpo, descobrindo como nossos pensamentos, emoções e crenças podem influenciar nossa saúde física e bem-estar.

Imagine a mente e o corpo como dois lados da mesma moeda, interligados e interdependentes. A mente, com seus pensamentos, emoções e crenças, influencia diretamente o corpo, impactando seu funcionamento, suas reações e sua saúde.

Essa conexão mente-corpo é uma via de mão dupla. Assim como a mente influencia o corpo, o corpo também envia sinais para a mente, através de sensações, dores e outros sintomas físicos. Compreender essa interação é fundamental para cuidar da saúde de forma integral e promover o bem-estar em todos os níveis do ser.

A ciência moderna tem comprovado cada vez mais a influência da mente no corpo. Estudos demonstram que o estresse crônico, a ansiedade, a depressão e outras emoções negativas podem enfraquecer o sistema imunológico, aumentar o risco de doenças cardíacas, desencadear dores crônicas e afetar o funcionamento de diversos órgãos.

Por outro lado, emoções positivas, como a alegria, a gratidão e o otimismo, fortalecem o sistema imunológico, promovem a saúde cardiovascular, aceleram o processo de cura e aumentam a sensação de bem-estar.

Desvendando a conexão mente-corpo:

O poder dos pensamentos: Pensamentos negativos e crenças limitantes podem gerar estresse, ansiedade e medo, impactando negativamente a saúde física. Já os pensamentos positivos e as crenças empoderadoras promovem a saúde, o bem-estar e a cura.

A influência das emoções: Emoções como a raiva, a tristeza e o medo podem desencadear reações fisiológicas como aumento da pressão arterial, tensão muscular e liberação de hormônios do estresse. Emoções positivas, como a alegria, a gratidão e o amor, promovem o relaxamento, o bem-estar e a saúde.

O papel do estresse: O estresse crônico é um dos principais fatores que contribuem para o desenvolvimento de doenças físicas e mentais. Aprender a gerenciar o estresse é fundamental para a saúde e o bem-estar.

A importância do autocuidado: Cuidar da saúde física e mental é essencial para manter o equilíbrio da conexão mente-corpo. Alimentação saudável, exercícios físicos, sono reparador, relaxamento e práticas de autoconhecimento são pilares do autocuidado.

O poder da visualização: A visualização criativa pode ser utilizada para promover a cura e o bem-estar físico, imaginando o corpo saudável e em equilíbrio.

Aplicando a conexão mente-corpo na prática:

Cultive pensamentos positivos: Pratique a gratidão, o otimismo e a autocompaixão, substituindo pensamentos negativos por afirmações positivas e empoderadoras.

Gerencie suas emoções: Aprenda a lidar com emoções desafiadoras de forma saudável, utilizando técnicas de relaxamento, respiração consciente e meditação.

Reduza o estresse: Identifique os fatores que te causam estresse e desenvolva estratégias para lidar com eles de forma eficaz.

Pratique o autocuidado: Priorize sua saúde física e mental, adotando hábitos saudáveis e dedicando tempo para o seu bem-estar.

Utilize a visualização: Imagine seu corpo saudável, forte e em equilíbrio, visualizando a cura e o bem-estar físico.

Os benefícios de harmonizar a conexão mente-corpo:

Melhora da saúde física: Fortalece o sistema imunológico, previne doenças e promove a cura.

Bem-estar emocional: Aumenta a felicidade, a autoestima e a capacidade de lidar com desafios.

Equilíbrio e harmonia: Promove o equilíbrio entre corpo, mente e espírito.

Aumento da energia vital: Aumenta a vitalidade, a disposição e a energia vital.

Realização pessoal: Te conduz a uma vida mais plena, autêntica e significativa.

Exercício:

Reflita sobre como seus pensamentos e emoções influenciam sua saúde física. Identifique os padrões de pensamento e comportamento que podem estar contribuindo para o desequilíbrio da sua conexão mente-corpo. Adote práticas de autoconhecimento, gerenciamento do estresse e autocuidado para promover a harmonia entre mente e corpo.

A conexão mente-corpo é um elo poderoso que influencia sua saúde e bem-estar. Ao cultivar pensamentos positivos, gerenciar suas emoções e cuidar da sua saúde física e mental, você fortalece essa conexão, promovendo a cura, o equilíbrio e a realização pessoal.

Capítulo 33
Decifrando os Sinais do Corpo

No capítulo anterior, exploramos a profunda conexão entre mente e corpo. Agora, vamos nos aprofundar no papel das emoções na saúde física, aprendendo a decifrar os sinais que o corpo nos envia e a utilizar esse conhecimento para promover o bem-estar integral.

Imagine as emoções como mensageiras que trazem informações importantes sobre o seu estado interno. Alegria, tristeza, raiva, medo, amor – cada emoção carrega uma mensagem, um sinal que o corpo envia para te comunicar sobre suas necessidades, seus limites e seu equilíbrio.

Quando ignoramos ou reprimimos essas mensagens, o corpo pode manifestar o desequilíbrio através de sintomas físicos, como dores, doenças e outros problemas de saúde. Aprender a escutar e interpretar esses sinais é fundamental para cuidar da saúde de forma integral e promover o bem-estar em todos os níveis.

As emoções influenciam a saúde física de diversas maneiras. O estresse crônico, por exemplo, pode enfraquecer o sistema imunológico, aumentar o risco de doenças cardíacas, desencadear dores crônicas e afetar o funcionamento de diversos órgãos. A raiva reprimida pode se manifestar como problemas digestivos, enquanto a tristeza pode levar à fadiga e ao desânimo.

Por outro lado, emoções positivas, como a alegria, a gratidão e o amor, fortalecem o sistema imunológico, promovem a saúde cardiovascular, aceleram o processo de cura e aumentam a sensação de bem-estar.

Decifrando os sinais do corpo:

Preste atenção aos sintomas físicos: Dores de cabeça, tensão muscular, problemas digestivos, insônia, alterações de apetite – esses são apenas alguns exemplos de como as emoções podem se manifestar no corpo. Esteja atento aos sinais que seu corpo te envia.

Identifique as emoções relacionadas: Procure identificar as emoções que podem estar relacionadas aos sintomas físicos que você está experienciando. Pergunte a si mesmo: "O que eu estou sentindo? Quais emoções eu tenho dificuldade em expressar?"

Expresse suas emoções: Encontre maneiras saudáveis de expressar suas emoções, como conversar com um amigo, escrever em um diário, praticar atividades artísticas ou buscar ajuda profissional.

Gerencie o estresse: Aprenda a lidar com o estresse de forma eficaz, utilizando técnicas de relaxamento, respiração consciente, meditação e exercícios físicos.

Cultive emoções positivas: Pratique a gratidão, o otimismo, a compaixão e o amor, criando um ambiente interno positivo e fortalecendo sua saúde física e emocional.

Busque ajuda profissional: Se você está experienciando sintomas físicos persistentes ou que te causam preocupação, procure um médico ou outro profissional de saúde para investigar as causas e receber o tratamento adequado.

O papel das emoções em diferentes sistemas do corpo:

Sistema imunológico: Emoções negativas podem enfraquecer o sistema imunológico, tornando o corpo mais suscetível a doenças. Emoções positivas fortalecem o sistema imunológico e aumentam a resistência a doenças.

Sistema cardiovascular: O estresse, a raiva e a ansiedade podem aumentar a pressão arterial e o risco de doenças cardíacas. Emoções positivas, como a alegria e o amor, promovem a saúde cardiovascular.

Sistema digestivo: A ansiedade, o medo e a raiva podem afetar o sistema digestivo, causando problemas como gastrite, síndrome do intestino irritável e outros distúrbios digestivos.

Sistema respiratório: A ansiedade e o medo podem desencadear crises de asma e outros problemas respiratórios. Técnicas de relaxamento e respiração consciente podem auxiliar no controle desses sintomas.

Exercício:

Preste atenção aos sinais que seu corpo te envia. Observe seus sintomas físicos e procure identificar as emoções que podem estar relacionadas a eles. Adote práticas de autoconhecimento, gerenciamento do estresse e expressão emocional para promover a saúde e o bem-estar integral.

Seu corpo é um sistema complexo e interligado, onde as emoções desempenham um papel fundamental na saúde física. Ao aprender a decifrar os sinais do corpo e a gerenciar suas emoções de forma saudável, você se torna um agente ativo na promoção da sua saúde e bem-estar integral.

Capítulo 34
Auto-Regressão para o Alívio da Dor

Nos capítulos anteriores, desvendamos a influência das emoções na saúde física. Agora, vamos explorar como a auto-regressão pode ser uma ferramenta poderosa para o alívio da dor, permitindo que você domine a dor através da mente e recupere o controle sobre seu corpo e bem-estar.

Imagine a dor como um sinal de alerta, um pedido de atenção do seu corpo. A auto-regressão te convida a escutar essa mensagem, a compreender sua origem e a utilizar o poder da mente para modular a percepção da dor e promover a cura.

A dor é uma experiência complexa que envolve tanto aspectos físicos quanto emocionais. Enquanto a sensação física da dor é processada pelo sistema nervoso, a percepção da dor é influenciada por fatores como emoções, pensamentos, crenças e experiências passadas.

A auto-regressão te empodera a influenciar essa percepção da dor, utilizando técnicas para reduzir o estresse, acalmar a mente, liberar emoções e reprogramar crenças limitantes que podem estar amplificando a dor.

Técnicas de auto-regressão para o alívio da dor:

Respiração consciente: A respiração profunda e lenta ativa o sistema nervoso parassimpático, promovendo o relaxamento, reduzindo a ansiedade e diminuindo a percepção da dor.

Meditação: A prática da meditação acalma a mente, reduz o estresse e promove a liberação de endorfinas, substâncias naturais que atuam como analgésicos.

Visualização criativa: Imagine a dor se dissipando, visualizando seu corpo saudável e em equilíbrio. Utilize imagens mentais positivas para promover a cura e o bem-estar.

Afirmações positivas: Repita afirmações que reforcem a cura e o alívio da dor, como "Meu corpo está se curando", "Eu me sinto cada vez melhor" e "A dor está diminuindo".

Relaxamento muscular progressivo: Tensionar e relaxar diferentes grupos musculares promove o relaxamento físico e mental, reduzindo a tensão e a dor.

Hipnose: A hipnose pode ser utilizada para acessar o subconsciente e reprogramar crenças e padrões de pensamento que podem estar contribuindo para a dor.

Mindfulness: A prática do mindfulness te convida a observar a dor sem julgamento, aceitando-a como parte da experiência presente e cultivando a compaixão por si mesmo.

Aplicando a auto-regressão para diferentes tipos de dor:

Dor crônica: A auto-regressão pode auxiliar no manejo da dor crônica, reduzindo a intensidade da dor, melhorando a qualidade de vida e diminuindo a dependência de medicamentos.

Dor aguda: Em casos de dor aguda, a auto-regressão pode ajudar a controlar a dor, promover o relaxamento e acelerar o processo de cura.

Dor emocional: A auto-regressão pode auxiliar na cura de traumas emocionais que podem estar se manifestando como dor física.

Benefícios da auto-regressão para o alívio da dor:

Redução da intensidade da dor: A auto-regressão pode ajudar a diminuir a intensidade da dor, tornando-a mais tolerável e menos incapacitante.

Melhora da qualidade de vida: Ao reduzir a dor e o sofrimento, a auto-regressão promove a qualidade de vida e o bem-estar.

Redução do estresse e da ansiedade: As técnicas de auto-regressão promovem o relaxamento, reduzem o estresse e a ansiedade, que podem agravar a dor.

Aumento da autoeficácia: A auto-regressão te empodera a assumir o controle da sua dor e do seu bem-estar, aumentando sua autoeficácia e sua confiança em si mesmo.

Redução da dependência de medicamentos: Em alguns casos, a auto-regressão pode ajudar a reduzir a necessidade de medicamentos para a dor, ou a diminuir a dosagem dos medicamentos.

Exercício:

Experimente as técnicas de auto-regressão para o alívio da dor. Pratique a respiração consciente, a meditação, a visualização e as afirmações positivas.

Observe como essas técnicas influenciam sua percepção da dor e seu bem-estar.

    A auto-regressão é uma aliada poderosa no alívio da dor, te convidando a usar o poder da mente para modular a percepção da dor, promover a cura e recuperar o controle sobre seu corpo e bem-estar.

Capítulo 35
Técnicas de Auto-Regressão para Doenças Crônicas

No capítulo anterior, aprendemos como a auto-regressão pode ser uma aliada no alívio da dor. Agora, vamos explorar como essas técnicas podem ser aplicadas para o manejo de doenças crônicas, empoderando você a ativar sua cura interior e a viver com mais qualidade de vida.

Imagine o corpo como um jardim que precisa de cuidados constantes para florescer. Doenças crônicas, como diabetes, hipertensão, artrite e doenças autoimunes, são como desafios que esse jardim enfrenta, demandando atenção, nutrição e cuidados específicos.

A auto-regressão oferece ferramentas para fortalecer esse jardim, cultivando a resiliência, o bem-estar emocional e a conexão mente-corpo, que são pilares para o manejo de doenças crônicas. Através dessas técnicas, você se torna um agente ativo no seu processo de cura, complementando os tratamentos médicos convencionais e promovendo uma vida mais saudável e equilibrada.

É importante lembrar que a auto-regressão não substitui o tratamento médico tradicional. Ela atua como um complemento, empoderando você a assumir um papel ativo no seu processo de cura e a lidar com os desafios da doença de forma mais positiva e proativa.

Técnicas de auto-regressão para doenças crônicas:

Gerenciamento do estresse: O estresse crônico pode agravar os sintomas de doenças crônicas. Técnicas de relaxamento, como meditação, respiração consciente e yoga, auxiliam no controle do estresse e promovem o bem-estar.

Visualização criativa: Imagine seu corpo se curando, visualizando seus órgãos funcionando em harmonia e seu sistema imunológico forte e equilibrado.

Afirmações positivas: Repita afirmações que reforcem a cura e o bem-estar, como "Meu corpo está se curando a cada dia", "Eu tenho força e vitalidade" e "Eu estou em paz e harmonia".

Mindfulness: A prática do mindfulness te convida a estar presente no momento presente, aceitando suas emoções e sensações sem julgamento e cultivando a compaixão por si mesmo.

Comunicação assertiva: Comunique suas necessidades e limites de forma clara e respeitosa, tanto para os profissionais de saúde quanto para seus familiares e amigos.

Cultivo de emoções positivas: Pratique a gratidão, o otimismo e o amor, criando um ambiente interno positivo que fortalece a saúde e o bem-estar.

Autoconhecimento: Compreenda seus padrões de pensamento e comportamento, identificando como eles podem estar influenciando sua saúde e seu bem-estar.

Hábitos saudáveis: Adote hábitos de vida saudáveis, como alimentação equilibrada, exercícios físicos regulares e sono reparador, que contribuem para o controle da doença e o bem-estar geral.

Aplicando a auto-regressão para diferentes doenças crônicas:

Diabetes: A auto-regressão pode auxiliar no controle do estresse, na regulação emocional e na adoção de hábitos saudáveis, que são fundamentais para o manejo do diabetes.

Hipertensão: Técnicas de relaxamento e gerenciamento do estresse podem contribuir para o controle da pressão arterial.

Doenças autoimunes: A auto-regressão pode ajudar a fortalecer o sistema imunológico, reduzir a inflamação e promover o bem-estar emocional.

Doenças cardíacas: O controle do estresse, a alimentação saudável e a prática de exercícios físicos, combinados com técnicas de auto-regressão, podem auxiliar na prevenção e no tratamento de doenças cardíacas.

Câncer: A auto-regressão pode complementar o tratamento do câncer, ajudando a lidar com o estresse, a ansiedade e os efeitos colaterais do tratamento, além de promover a qualidade de vida e o bem-estar emocional.

Benefícios da auto-regressão para doenças crônicas:

Melhora da qualidade de vida: Promove o bem-estar físico, emocional e social, melhorando a qualidade de vida e a capacidade de lidar com a doença.

Redução do estresse e da ansiedade: Auxilia no controle do estresse, da ansiedade e da depressão, que podem agravar os sintomas de doenças crônicas.

Fortalecimento do sistema imunológico: Estimula o sistema imunológico, aumentando a resistência a doenças e infecções.

Aumento da autoeficácia: Empodera você a assumir um papel ativo no seu processo de cura, aumentando sua autoconfiança e sua capacidade de lidar com os desafios da doença.

Complementação do tratamento médico: A auto-regressão atua como um complemento aos tratamentos médicos convencionais, promovendo a cura e o bem-estar integral.

Exercício:

Se você convive com uma doença crônica, experimente as técnicas de auto-regressão para fortalecer sua saúde e seu bem-estar. Pratique o gerenciamento do estresse, a visualização criativa, as afirmações positivas e o mindfulness. Adote hábitos de vida saudáveis e cultive emoções positivas.

A auto-regressão é uma aliada poderosa no manejo de doenças crônicas, te convidando a ativar sua cura interior, a fortalecer sua resiliência e a viver com mais qualidade de vida, mesmo diante dos desafios da doença.

Capítulo 36
Auto-Regressão e o Sistema Imunológico

Nos capítulos anteriores, exploramos o poder da auto-regressão para lidar com a dor e as doenças crônicas. Agora, vamos direcionar nossa atenção para o sistema imunológico, descobrindo como a auto-regressão pode fortalecer as defesas do corpo e promover a saúde de forma integral.

Imagine o sistema imunológico como um exército de guardiões que protegem o seu corpo contra invasores, como vírus, bactérias e outros agentes patogênicos. A auto-regressão atua como um comandante que treina e fortalece esse exército, equipando-o com as melhores armas para combater as doenças e manter o corpo saudável e equilibrado.

O sistema imunológico é uma rede complexa de células, tecidos e órgãos que trabalham em conjunto para defender o corpo contra doenças. Ele é responsável por identificar e destruir agentes invasores, reparar tecidos danificados e manter o equilíbrio do organismo.

A auto-regressão, através de suas diversas técnicas, pode influenciar positivamente o sistema imunológico, reduzindo o estresse, equilibrando as emoções, promovendo o relaxamento e cultivando a positividade, fatores que contribuem para fortalecer as defesas do corpo.

Como a auto-regressão fortalece o sistema imunológico:

Redução do estresse: O estresse crônico é um dos principais inimigos do sistema imunológico, enfraquecendo suas defesas e tornando o corpo mais suscetível a doenças. Técnicas de relaxamento, como meditação, respiração consciente e yoga, auxiliam no controle do estresse e fortalecem o sistema imunológico.

Equilíbrio emocional: Emoções negativas, como medo, raiva e tristeza, podem afetar negativamente o sistema imunológico. A auto-regressão, através da gestão emocional, promove o equilíbrio emocional e fortalece as defesas do corpo.

Melhora da qualidade do sono: O sono reparador é essencial para o bom funcionamento do sistema imunológico. A auto-regressão, através de técnicas de relaxamento e visualização, pode auxiliar na melhora da qualidade do sono.

Cultivo de pensamentos positivos: Pensamentos positivos e crenças empoderadoras fortalecem o sistema imunológico, enquanto pensamentos negativos e crenças limitantes podem enfraquecê-lo. A auto-regressão, através de afirmações positivas e visualização criativa, cultiva a positividade e fortalece as defesas do corpo.

Hábitos saudáveis: A auto-regressão pode te auxiliar na adoção de hábitos de vida saudáveis, como alimentação equilibrada, exercícios físicos regulares e contato com a natureza, que contribuem para o fortalecimento do sistema imunológico.

Técnicas de auto-regressão para fortalecer o sistema imunológico:

Meditação: A prática da meditação reduz o estresse, promove o relaxamento e aumenta a produção de células de defesa do corpo.

Respiração consciente: A respiração profunda e lenta acalma o sistema nervoso, reduz a ansiedade e fortalece o sistema imunológico.

Visualização criativa: Imagine seu sistema imunológico forte e eficiente, combatendo as doenças e mantendo seu corpo saudável.

Afirmações positivas: Repita afirmações que reforcem a saúde e a força do seu sistema imunológico, como "Meu sistema imunológico é forte e poderoso", "Meu corpo está protegido" e "Eu sou saudável e vibrante".

Yoga e Tai Chi Chuan: Essas práticas combinam movimentos suaves, respiração consciente e meditação, promovendo o equilíbrio físico, mental e emocional, e fortalecendo o sistema imunológico.

Contato com a natureza: Passar tempo em contato com a natureza, como caminhar em parques, jardins ou florestas, reduz o estresse, aumenta a sensação de bem-estar e fortalece o sistema imunológico.

Benefícios da auto-regressão para o sistema imunológico:

Aumento da resistência a doenças: Fortalece as defesas do corpo, tornando-o mais resistente a vírus, bactérias e outros agentes patogênicos.

Prevenção de doenças: Ajuda a prevenir doenças, reduzindo o risco de infecções e outros problemas de saúde.

Melhora da saúde geral: Promove a saúde física, mental e emocional, contribuindo para o bem-estar integral.

Aceleração do processo de cura: Em caso de doença, a auto-regressão pode auxiliar na aceleração do processo de cura, fortalecendo o sistema imunológico e promovendo a recuperação.

Aumento da vitalidade: Aumenta a energia vital, a disposição e a sensação de bem-estar.

Exercício:

Incorpore as técnicas de auto-regressão em sua rotina diária para fortalecer seu sistema imunológico. Pratique a meditação, a respiração consciente, a visualização e as afirmações positivas. Adote hábitos de vida saudáveis e cultive emoções positivas.

A auto-regressão é uma aliada poderosa na busca por uma vida mais saudável e equilibrada. Ao fortalecer seu sistema imunológico através dessas técnicas, você aumenta sua resistência a doenças, promove a cura e cultiva o bem-estar integral.

Capítulo 37
Alimentação Consciente e Intuitiva

Nos capítulos anteriores, fortalecemos o sistema imunológico através da auto-regressão. Agora, vamos direcionar nossa atenção para a alimentação, descobrindo como a prática da alimentação consciente e intuitiva pode nutrir não apenas o corpo, mas também a alma, promovendo saúde, bem-estar e uma relação mais harmoniosa com a comida.

Imagine a alimentação como um ato de amor e respeito por si mesmo, um momento de conexão com o seu corpo e com a natureza. A alimentação consciente e intuitiva te convida a abandonar as dietas restritivas e a culpa, e a se reconectar com os sinais de fome e saciedade do seu corpo, escolhendo alimentos que te nutrem e te proporcionam prazer.

A alimentação consciente envolve prestar atenção plena ao ato de comer, saboreando cada alimento, mastigando com atenção e apreciando os sabores, aromas e texturas. É um convite a desacelerar, a se conectar com o momento presente e a honrar a sabedoria do seu corpo.

A alimentação intuitiva, por sua vez, te encoraja a confiar nos sinais internos de fome e saciedade, comendo quando estiver com fome e parando quando estiver satisfeito, sem regras ou restrições. É um processo de reconexão com a sua intuição, aprendendo a distinguir a fome física da fome emocional e a fazer escolhas alimentares que te nutrem em todos os níveis.

Princípios da alimentação consciente e intuitiva:

Rejeite a mentalidade da dieta: Abandone as dietas restritivas e a busca incessante pelo corpo perfeito. Concentre-se em nutrir seu corpo com alimentos saudáveis e em cultivar uma relação positiva com a comida.

Honre sua fome: Preste atenção aos sinais de fome do seu corpo e coma quando estiver com fome, sem se privar ou se culpar.

Faça as pazes com a comida: Permita-se comer todos os alimentos que você gosta, sem restrições ou julgamentos. Confie na sua capacidade de fazer escolhas conscientes e equilibradas.

Desafie o "policial alimentar": Silencie a voz crítica interna que te julga pelas suas escolhas alimentares. Cultive a autocompaixão e a liberdade de escolha.

Sinta a saciedade: Preste atenção aos sinais de saciedade do seu corpo e pare de comer quando estiver satisfeito, mesmo que ainda haja comida no prato.

Descubra o fator satisfação: Escolha alimentos que te proporcionem prazer e satisfação, além de nutrir seu corpo.

Lide com as emoções sem usar a comida: Encontre maneiras saudáveis de lidar com suas emoções, sem recorrer à comida como forma de escape ou consolo.

Respeite seu corpo: Aceite e ame seu corpo como ele é, independentemente do seu tamanho ou forma.

Exercite-se para se sentir bem: Pratique atividades físicas que te proporcionem prazer e bem-estar, sem focar apenas na perda de peso ou na estética.

Honre sua saúde: Faça escolhas alimentares que contribuam para sua saúde e bem-estar a longo prazo, sem radicalismos ou extremismos.

Benefícios da alimentação consciente e intuitiva:

Melhora da relação com a comida: Promove uma relação mais saudável e equilibrada com a comida, livre de culpa, restrições e compulsões.

Saúde física: Contribui para a saúde física, fornecendo os nutrientes necessários para o bom funcionamento do corpo.

Bem-estar emocional: Reduz a ansiedade, o estresse e a depressão, promovendo o bem-estar emocional e a autoaceitação.

Autoconhecimento: Aumenta a consciência corporal, a conexão com a intuição e a capacidade de reconhecer e honrar as necessidades do seu corpo.

Equilíbrio e harmonia: Promove o equilíbrio entre corpo, mente e alma, cultivando uma vida mais harmoniosa e plena.

Exercício:

Comece a praticar a alimentação consciente e intuitiva hoje mesmo. Preste atenção aos sinais de fome e saciedade do seu corpo, saboreie cada alimento com atenção plena e faça escolhas alimentares que te nutram e te proporcionem prazer.

A alimentação consciente e intuitiva é um caminho de autoconhecimento, cura e libertação. Ao se reconectar com a sabedoria do seu corpo e honrar suas necessidades, você cultiva uma relação mais harmoniosa com a comida e nutre corpo e alma em perfeita sintonia.

Capítulo 38
Movimento Consciente

Nos capítulos anteriores, aprendemos a nutrir corpo e alma através da alimentação consciente. Agora, vamos colocar o corpo em movimento e explorar os benefícios do exercício físico para a saúde, o bem-estar e a auto-regressão.

Imagine o corpo como um instrumento musical que precisa ser afinado e tocado para expressar sua melodia única. O exercício físico é como a prática musical, que afina o corpo, libera as tensões, aumenta a energia vital e te coloca em sintonia com o ritmo da vida.

O exercício físico vai além da busca pela estética ou pelo desempenho atlético. É um ato de autocuidado, uma forma de honrar seu corpo, de celebrar sua vitalidade e de se conectar com sua força interior.

Seja qual for a sua atividade preferida – caminhar, dançar, nadar, correr, praticar yoga ou musculação – o importante é encontrar o movimento que te faz bem, que te energiza e te coloca em contato com a alegria de se movimentar.

Movimento consciente para uma vida mais saudável:

Encontre uma atividade que você goste: Experimente diferentes modalidades de exercício físico e descubra qual te proporciona mais prazer e satisfação.

Movimente-se com atenção plena: Preste atenção ao seu corpo durante a prática, observando suas sensações, seus limites e seu ritmo natural.

Conecte-se com a natureza: Aproveite para se exercitar ao ar livre, em contato com a natureza, absorvendo a energia do sol, do ar puro e da beleza do ambiente.

Ouça seu corpo: Respeite seus limites e não se force além do que seu corpo pode suportar. Ajuste a intensidade e a duração dos exercícios de acordo com suas necessidades e condições físicas.

Varie seus treinos: Experimente diferentes tipos de exercício para trabalhar diferentes grupos musculares e evitar a monotonia.

Encontre um parceiro de treino: Exercitar-se com um amigo ou familiar pode aumentar a motivação e o prazer da prática.

Incorpore o movimento no seu dia a dia: Utilize as escadas em vez do elevador, caminhe ou ande de bicicleta em vez de usar o carro, faça pequenas pausas para se alongar durante o trabalho.

Celebre seus progressos: Reconheça e celebre cada conquista, por menor que seja. A celebração te motiva a continuar se movimentando e a buscar uma vida mais saudável.

Benefícios do exercício físico para a auto-regressão:

Redução do estresse e da ansiedade: O exercício físico libera endorfinas, substâncias que promovem o bem-estar e reduzem o estresse e a ansiedade.

Melhora do humor: A prática regular de exercícios físicos ajuda a combater a depressão e a promover o bom humor.

Aumento da autoestima: O exercício físico contribui para a melhora da autoestima e da autoconfiança, ao promover a saúde, a vitalidade e a sensação de bem-estar.

Melhora da concentração e do foco: A prática de exercícios físicos melhora a concentração, o foco e a memória, contribuindo para o desempenho cognitivo.

Aumento da energia vital: O exercício físico aumenta a energia vital, a disposição e a vitalidade.

Melhora da qualidade do sono: A prática regular de exercícios físicos contribui para a melhora da qualidade do sono, promovendo o relaxamento e o descanso reparador.

Conexão mente-corpo: O exercício físico promove a conexão mente-corpo, aumentando a consciência corporal e a percepção dos sinais do corpo.

Exercício:

Incorpore o movimento consciente em sua vida. Encontre uma atividade que você goste e pratique-a regularmente, prestando atenção ao seu corpo e celebrando seus progressos.

O movimento é vida. Ao se movimentar com consciência, você nutre seu corpo, acalma sua mente e se conecta com a sua força interior, cultivando uma vida mais saudável, equilibrada e feliz.

Capítulo 39
Técnicas para Dormir Melhor

Nos capítulos anteriores, colocamos o corpo em movimento e exploramos os benefícios do exercício físico. Agora, vamos nos preparar para o merecido descanso e descobrir como cultivar um sono reparador, essencial para a saúde, o bem-estar e a auto-regressão.

Imagine o sono como um mergulho profundo em um oceano de tranquilidade, onde o corpo e a mente se regeneram, as energias se renovam e a alma se reconecta com a sua essência. Dormir bem é como recarregar as baterias, permitindo que você acorde renovado, energizado e pronto para viver cada dia com mais vitalidade e disposição.

O sono é um estado fisiológico essencial para a vida, tão importante quanto a alimentação e o exercício físico. Durante o sono, o corpo e a mente se recuperam do desgaste do dia a dia, consolidam memórias, regulam hormônios e restauram as energias.

A qualidade do sono impacta diretamente a sua saúde física e mental, influenciando seu humor, sua concentração, sua criatividade, seu sistema imunológico e sua capacidade de lidar com o estresse.

Cultivar um sono reparador é como criar um santuário de paz e tranquilidade, onde você pode se entregar ao descanso e despertar renovado para uma vida mais plena e equilibrada.

Técnicas para dormir melhor:

Crie uma rotina relaxante para a hora de dormir: Estabeleça um ritual relaxante antes de dormir, como tomar um banho quente, ler um livro, ouvir música calma ou praticar meditação.

Prepare seu ambiente de sono: Garanta que seu quarto seja um ambiente propício ao sono, com temperatura agradável, pouca luz e silêncio. Invista em um colchão e travesseiros confortáveis.

Desconecte-se dos eletrônicos: Evite o uso de eletrônicos, como celular, tablet e computador, pelo menos uma hora antes de dormir. A luz azul emitida por esses aparelhos pode interferir na produção de melatonina, o hormônio do sono.

Alimente-se de forma leve à noite: Evite refeições pesadas e estimulantes antes de dormir. Opte por alimentos leves e de fácil digestão.

Pratique exercícios físicos regularmente: A prática regular de exercícios físicos contribui para a melhora da qualidade do sono, mas evite se exercitar muito próximo da hora de dormir.

Gerencie o estresse: O estresse e a ansiedade são inimigos do sono. Pratique técnicas de relaxamento, como meditação, respiração consciente e yoga, para acalmar a mente e o corpo antes de dormir.

Evite cafeína e álcool: Cafeína e álcool podem interferir na qualidade do sono. Evite o consumo dessas substâncias à noite.

Exponha-se à luz solar durante o dia: A luz solar ajuda a regular o ciclo circadiano, que controla o ritmo do sono. Exponha-se à luz solar durante o dia, principalmente pela manhã.

Crie um diário de sono: Anote seus hábitos de sono, horários de dormir e acordar, e a qualidade do seu sono. Isso pode te ajudar a identificar padrões e a fazer ajustes na sua rotina para dormir melhor.

Consulte um especialista: Se você sofre de insônia ou outros distúrbios do sono, procure um médico ou especialista em sono para receber orientação e tratamento adequados.

Benefícios do sono reparador para a auto-regressão:

Melhora da saúde física e mental: O sono reparador contribui para a saúde física e mental, fortalecendo o sistema imunológico, regulando o humor, aumentando a concentração e a memória, e promovendo o bem-estar geral.

Aumento da energia vital: Dormir bem te proporciona mais energia, disposição e vitalidade para viver cada dia com mais intensidade.

Melhora da capacidade de lidar com o estresse: O sono reparador aumenta sua capacidade de lidar com o estresse, a ansiedade e os desafios da vida.

Aumento da criatividade e da intuição: Durante o sono, o subconsciente processa informações e te conecta com sua intuição e criatividade.

Melhora da conexão mente-corpo: O sono reparador promove a harmonia entre mente e corpo, permitindo que você se conecte com seus sinais internos e promova o autoconhecimento.

Exercício:

Avalie a qualidade do seu sono e adote as técnicas para dormir melhor. Crie uma rotina relaxante para a hora de dormir, prepare seu ambiente de sono e pratique técnicas de relaxamento para acalmar a mente e o corpo.

O sono reparador é um presente que você oferece a si mesmo, um momento de profunda conexão com seu corpo e sua alma. Ao cultivar hábitos saudáveis de sono, você nutre sua saúde, renova suas energias e desperta para uma vida mais plena e equilibrada.

Capítulo 40
Desintoxicação do Corpo e da Mente

Nos capítulos anteriores, aprendemos a importância do sono reparador para a saúde e o bem-estar. Agora, vamos aprofundar a jornada de autocuidado e explorar a desintoxicação do corpo e da mente, um processo essencial para purificar as energias, renovar as células e promover o equilíbrio integral.

Imagine o corpo como um rio que, ao longo do tempo, acumula impurezas e toxinas provenientes da poluição, da alimentação inadequada, do estresse e de outros fatores. A desintoxicação é como uma limpeza profunda nesse rio, removendo os resíduos, purificando as águas e permitindo que a energia vital flua livremente.

A desintoxicação do corpo envolve a eliminação de toxinas acumuladas através de hábitos saudáveis, como a alimentação natural, o consumo de água pura, a prática de exercícios físicos e o uso de técnicas de purificação, como sucos detox e chás diuréticos.

A desintoxicação da mente, por sua vez, se concentra na liberação de pensamentos negativos, crenças limitantes e emoções tóxicas que podem estar bloqueando seu fluxo energético e impedindo seu crescimento pessoal.

Purificando o corpo:

Alimentação natural: Priorize alimentos orgânicos, frutas, verduras, legumes e grãos integrais, ricos em nutrientes e antioxidantes que auxiliam na eliminação de toxinas.

Hidratação: Beba bastante água pura para auxiliar na eliminação de toxinas através da urina e do suor.

Exercícios físicos: A prática regular de exercícios físicos estimula a circulação sanguínea, a eliminação de toxinas através do suor e a oxigenação das células.

Sucos detox: Inclua sucos detox à base de frutas, verduras e legumes em sua dieta para auxiliar na eliminação de toxinas e na revitalização do corpo.

Chás diuréticos: Consuma chás diuréticos, como chá verde, hibisco e cavalinha, para auxiliar na eliminação de líquidos e toxinas através da urina.

Banhos de desintoxicação: Tome banhos com sais de Epsom ou argila para auxiliar na eliminação de toxinas através da pele.

Sauna: A sauna auxilia na eliminação de toxinas através do suor e promove o relaxamento muscular.

Purificando a mente:

Meditação: A prática da meditação acalma a mente, reduz o estresse e promove a liberação de pensamentos e emoções negativas.

Mindfulness: Cultive a atenção plena no seu dia a dia, observando seus pensamentos e emoções sem julgamento e se conectando com o momento presente.

Afirmações positivas: Repita afirmações que promovam a liberação de pensamentos negativos e a purificação da mente, como "Eu libero todos os pensamentos e emoções que não me servem mais" e "Minha mente está em paz e harmonia".

Perdão: Pratique o perdão, liberando mágoas, ressentimentos e culpas que podem estar te sobrecarregando.

Contato com a natureza: Passe tempo em contato com a natureza, respirando ar puro, contemplando a beleza do ambiente e se conectando com a energia vital da terra.

Expressão criativa: Expresse suas emoções através da arte, da música, da escrita ou de outras formas de expressão criativa, liberando as energias bloqueadas e promovendo a purificação da mente.

Benefícios da desintoxicação do corpo e da mente:

Aumento da energia vital: A desintoxicação promove a renovação das energias, aumentando a vitalidade, a disposição e o bem-estar.

Melhora da saúde física: Elimina toxinas do corpo, fortalece o sistema imunológico, melhora a digestão e promove a saúde física.

Equilíbrio emocional: Libera emoções negativas, reduz o estresse e a ansiedade, e promove o equilíbrio emocional.

Clareza mental: Aumenta a clareza mental, o foco e a concentração.

Autoconhecimento: Promove o autoconhecimento, a conexão com a intuição e a capacidade de se auto-regular.

Bem-estar integral: Contribui para o bem-estar integral, harmonizando corpo, mente e espírito.

Exercício:

Incorpore hábitos de desintoxicação do corpo e da mente em sua rotina. Adote uma alimentação natural, hidrate-se, pratique exercícios físicos, cultive o mindfulness e a positividade, e expresse suas emoções de forma saudável.

A desintoxicação do corpo e da mente é um processo contínuo de purificação e renovação, que te convida a cuidar de si mesmo em todos os níveis e a cultivar uma vida mais leve, saudável e equilibrada.

Capítulo 41
Equilíbrio Hormonal e Auto-Regressão

Nos capítulos anteriores, purificamos o corpo e a mente através da desintoxicação. Agora, vamos nos aprofundar no sistema endócrino e descobrir como a auto-regressão pode auxiliar no equilíbrio hormonal, promovendo a harmonia interior e uma vida mais plena.

Imagine os hormônios como mensageiros químicos que viajam pelo corpo, regulando diversas funções essenciais, como o crescimento, o metabolismo, o humor, o sono e a reprodução. O equilíbrio hormonal é como uma orquestra afinada, onde cada hormônio desempenha seu papel em harmonia com os demais, garantindo o bom funcionamento do organismo.

A auto-regressão, através de suas diversas técnicas, pode auxiliar na regulação hormonal, reduzindo o estresse, equilibrando as emoções, promovendo o relaxamento e cultivando hábitos saudáveis, fatores que influenciam diretamente o sistema endócrino.

Desequilíbrios hormonais podem causar uma série de sintomas físicos e emocionais, como alterações de humor, ansiedade, depressão, fadiga, insônia, ganho de peso, problemas de pele e irregularidades menstruais. A auto-regressão pode ser uma aliada no manejo desses sintomas, complementando os tratamentos médicos convencionais e promovendo o bem-estar integral.

Como a auto-regressão contribui para o equilíbrio hormonal:

Gerenciamento do estresse: O estresse crônico é um dos principais fatores que contribuem para o desequilíbrio hormonal. Técnicas de relaxamento, como meditação, respiração consciente e yoga, auxiliam no controle do estresse e promovem a harmonia hormonal.

Equilíbrio emocional: Emoções como ansiedade, medo e raiva podem afetar a produção hormonal. A auto-regressão, através da gestão emocional, promove o equilíbrio emocional e contribui para a regulação hormonal.

Melhora da qualidade do sono: O sono reparador é fundamental para a produção hormonal adequada. A auto-regressão, através de técnicas de relaxamento e visualização, pode auxiliar na melhora da qualidade do sono.

Alimentação saudável: Uma alimentação equilibrada, rica em nutrientes e vitaminas, é essencial para o bom funcionamento do sistema endócrino. A auto-regressão, através da alimentação consciente, pode te auxiliar na adoção de hábitos alimentares saudáveis.

Exercícios físicos: A prática regular de exercícios físicos contribui para o equilíbrio hormonal, além de promover a saúde física e mental.

Conexão mente-corpo: A auto-regressão promove a conexão mente-corpo, aumentando a consciência corporal e a percepção dos sinais do corpo, o que pode auxiliar na identificação de desequilíbrios hormonais.

Técnicas de auto-regressão para o equilíbrio hormonal:

Meditação: A prática da meditação reduz o estresse, promove o relaxamento e equilibra o sistema nervoso, contribuindo para a regulação hormonal.

Respiração consciente: A respiração profunda e lenta acalma o sistema nervoso, reduz a ansiedade e promove o equilíbrio hormonal.

Visualização criativa: Imagine seus hormônios em equilíbrio, visualizando seu corpo funcionando em harmonia e seus órgãos endócrinos saudáveis.

Afirmações positivas: Repita afirmações que reforcem o equilíbrio hormonal e a saúde do seu sistema endócrino, como "Meus hormônios estão em perfeito equilíbrio", "Meu corpo está saudável e em harmonia" e "Eu me sinto equilibrado e em paz".

Yoga e Tai Chi Chuan: Essas práticas combinam movimentos suaves, respiração consciente e meditação, promovendo o equilíbrio físico, mental e emocional, e contribuindo para a regulação hormonal.

Aromaterapia: O uso de óleos essenciais, como lavanda, camomila e gerânio, pode auxiliar no equilíbrio hormonal e no alívio de sintomas relacionados a desequilíbrios hormonais.

Benefícios da auto-regressão para o equilíbrio hormonal:

Alívio de sintomas: Auxilia no alívio de sintomas relacionados a desequilíbrios hormonais, como alterações de humor, ansiedade, depressão, fadiga e insônia.

Melhora da saúde física: Promove a saúde física, regulando o metabolismo, o sono, a digestão e outras funções importantes do corpo.

Equilíbrio emocional: Contribui para o equilíbrio emocional, reduzindo o estresse, a ansiedade e promovendo o bem-estar mental.

Aumento da vitalidade: Aumenta a energia vital, a disposição e a vitalidade.

Melhora da qualidade de vida: Promove a qualidade de vida, aumentando o bem-estar físico, emocional e social.

Exercício:

Incorpore as técnicas de auto-regressão em sua rotina diária para promover o equilíbrio hormonal. Pratique a meditação, a respiração consciente, a visualização e as afirmações positivas. Adote hábitos de vida saudáveis, como alimentação equilibrada, exercícios físicos regulares e sono reparador.

A auto-regressão é uma aliada poderosa na busca pelo equilíbrio hormonal e pela harmonia interior. Ao cultivar o autoconhecimento, o gerenciamento do estresse e hábitos saudáveis, você contribui para a regulação hormonal e promove uma vida mais plena e equilibrada.

Capítulo 42
Auto-Regressão para a Saúde Mental

Nos capítulos anteriores, buscamos a harmonia interior através do equilíbrio hormonal. Agora, vamos direcionar nossa atenção para a saúde mental e descobrir como a auto-regressão pode ser uma aliada poderosa para cultivar o equilíbrio interior, a paz mental e o bem-estar emocional.

Imagine a mente como um jardim que precisa ser cuidado com atenção e carinho para florescer. A saúde mental é como a fertilidade desse jardim, permitindo que pensamentos positivos, emoções equilibradas e relacionamentos saudáveis floresçam em sua plenitude.

A auto-regressão oferece ferramentas para cultivar esse jardim interior, removendo as ervas daninhas dos pensamentos negativos, cultivando as flores da positividade e nutrindo o solo da sua mente com autoconhecimento, resiliência e compaixão.

Em um mundo cada vez mais acelerado e desafiador, cuidar da saúde mental é essencial para lidar com o estresse, a ansiedade, a depressão e outros desafios emocionais. A auto-regressão te empodera a assumir o controle da sua mente, a cultivar o equilíbrio interior e a construir uma vida mais feliz e significativa.

Como a auto-regressão contribui para a saúde mental:

Gerenciamento do estresse: O estresse crônico é um dos principais fatores que contribuem para o desenvolvimento de problemas de saúde mental. Técnicas de relaxamento, como meditação, respiração consciente e yoga, auxiliam no controle do estresse e promovem o bem-estar emocional.

Regulação emocional: A auto-regressão te ajuda a identificar, compreender e gerenciar suas emoções de forma saudável, evitando que emoções negativas te dominem e afetem sua saúde mental.

Autoconhecimento: Através da auto-observação e da introspecção, a auto-regressão te conduz a um profundo autoconhecimento, permitindo que você compreenda seus padrões de pensamento, suas crenças e seus comportamentos, e promovendo a autoaceitação e o amor próprio.

Crenças empoderadoras: A auto-regressão te ajuda a identificar e transformar crenças limitantes que podem estar sabotando sua saúde mental e seu bem-estar. Através de afirmações positivas e visualização criativa, você cultiva crenças empoderadoras que te impulsionam em direção a uma vida mais feliz e realizada.

Resiliência: A auto-regressão fortalece sua resiliência, aumentando sua capacidade de lidar com as adversidades, superar desafios e se adaptar às mudanças com mais flexibilidade e otimismo.

Relacionamentos saudáveis: A auto-regressão te ajuda a construir relações mais saudáveis, baseadas na comunicação assertiva, na empatia e no respeito mútuo.

Técnicas de auto-regressão para a saúde mental:

Meditação: A prática da meditação acalma a mente, reduz a ansiedade, aumenta a concentração e promove a paz interior.

Mindfulness: A atenção plena te convida a estar presente no momento presente, observando seus pensamentos e emoções sem julgamento, cultivando a aceitação e a compaixão por si mesmo.

Respiração consciente: A respiração profunda e lenta acalma o sistema nervoso, reduz o estresse e promove o relaxamento.

Yoga: A prática do yoga combina posturas físicas, exercícios respiratórios e meditação, promovendo o equilíbrio físico, mental e emocional.

Escrita terapêutica: Escrever sobre seus pensamentos e emoções em um diário pode te ajudar a processar sentimentos, organizar ideias e promover a autocompreensão.

Afirmações positivas: Repita afirmações que promovam a saúde mental, o bem-estar emocional e a autoconfiança, como "Eu sou forte", "Eu sou capaz" e "Eu mereço ser feliz".

Visualização criativa: Imagine-se em paz, equilibrado e feliz, visualizando a realização dos seus sonhos e a superação dos seus desafios.

Benefícios da auto-regressão para a saúde mental:

Redução do estresse e da ansiedade: Promove o relaxamento, reduz a ansiedade e o estresse, e aumenta a capacidade de lidar com situações desafiadoras.

Melhora do humor: Ajuda a combater a depressão, aumentar a autoestima e promover o bom humor.

Aumento da autoconsciência: Promove o autoconhecimento, a autoaceitação e o amor próprio.

Fortalecimento da resiliência: Aumenta a capacidade de lidar com as adversidades e superar desafios.

Melhora nos relacionamentos: Contribui para a construção de relações mais saudáveis e autênticas.

Prevenção de doenças mentais: Ajuda a prevenir o desenvolvimento de transtornos mentais, como ansiedade e depressão.

Exercício:

Incorpore as técnicas de auto-regressão em sua rotina diária para cultivar o equilíbrio interior e promover a saúde mental. Pratique a meditação, o mindfulness, a respiração consciente e as afirmações positivas. Cultive o autoconhecimento, a resiliência e os relacionamentos saudáveis.

A auto-regressão é uma aliada poderosa na busca pela saúde mental e pelo bem-estar emocional. Ao cultivar o equilíbrio interior, você se torna mais forte, mais resiliente e mais feliz, capaz de lidar com os desafios da vida com serenidade e sabedoria.

Capítulo 43
Prevenção e Promoção da Saúde

Nos capítulos anteriores, abordamos diversos aspectos da saúde física e mental. Agora, vamos integrar esses conhecimentos e explorar como a auto-regressão pode ser um caminho para a prevenção e promoção da saúde, cultivando o bem-estar integral e uma vida mais saudável e equilibrada.

Imagine a saúde como um estado de completo bem-estar físico, mental e social, e não apenas a ausência de doenças. A auto-regressão te convida a assumir um papel ativo na construção da sua saúde, adotando hábitos saudáveis, cultivando o autoconhecimento e utilizando o poder da mente para promover o equilíbrio e a harmonia em todos os níveis do seu ser.

A prevenção de doenças se concentra em evitar o surgimento de problemas de saúde, através da adoção de hábitos saudáveis, vacinação, exames preventivos e outros cuidados. A promoção da saúde, por sua vez, vai além da prevenção, buscando criar condições para que as pessoas alcancem o máximo de seu potencial de saúde e bem-estar.

A auto-regressão, com suas ferramentas de autoconhecimento, gerenciamento do estresse, regulação emocional e cultivo da positividade, se torna uma aliada poderosa na prevenção e promoção da saúde, empoderando você a construir uma vida mais saudável, equilibrada e feliz.

Auto-regressão como caminho para a saúde integral:

Autoconhecimento: Compreenda seus padrões de pensamento, suas emoções, seus comportamentos e suas necessidades, para que você possa fazer escolhas mais conscientes e alinhadas com a sua saúde e bem-estar.

Gerenciamento do estresse: O estresse crônico é um dos principais fatores de risco para diversas doenças. Utilize técnicas de relaxamento, como meditação, respiração consciente e yoga, para controlar o estresse e promover a saúde física e mental.

Regulação emocional: Emoções negativas, como ansiedade, medo e raiva, podem afetar negativamente a saúde. A auto-regressão te ajuda a lidar com suas emoções de forma saudável, cultivando o equilíbrio emocional e o bem-estar.

Hábitos saudáveis: A auto-regressão te auxilia na adoção de hábitos de vida saudáveis, como alimentação equilibrada, exercícios físicos regulares, sono reparador e contato com a natureza.

Pensamentos positivos: Cultive pensamentos positivos, crenças empoderadoras e atitudes otimistas, que contribuem para a saúde mental, o bem-estar emocional e a prevenção de doenças.

Resiliência: Fortaleça sua resiliência, aumentando sua capacidade de lidar com as adversidades, superar desafios e se adaptar às mudanças com mais flexibilidade e positividade.

Relacionamentos saudáveis: Cultive relações saudáveis, baseadas na comunicação assertiva, na empatia e no respeito mútuo, que contribuem para o bem-estar emocional e social.

Prevenção de doenças: Utilize a auto-regressão para fortalecer seu sistema imunológico, prevenir doenças e promover a saúde física e mental.

Aplicando a auto-regressão na prevenção e promoção da saúde:

Alimentação consciente: Pratique a alimentação consciente, prestando atenção aos sinais de fome e saciedade do seu corpo, escolhendo alimentos nutritivos e cultivando uma relação saudável com a comida.

Exercício físico: Incorpore o exercício físico em sua rotina, escolhendo atividades que te proporcionem prazer e que estejam de acordo com suas condições físicas.

Sono reparador: Cultive hábitos saudáveis de sono, criando uma rotina relaxante para a hora de dormir e garantindo um ambiente propício ao descanso.

Gerenciamento do tempo: Organize seu tempo de forma eficiente, priorizando suas atividades e evitando a sobrecarga, que pode levar ao estresse e ao desequilíbrio.

Conexão com a natureza: Passe tempo em contato com a natureza, respirando ar puro, contemplando a beleza do ambiente e se conectando com a energia vital da terra.

Práticas integrativas: Experimente práticas integrativas, como yoga, meditação, acupuntura e massagem, que podem complementar os cuidados com a saúde e promover o bem-estar integral.

Benefícios da auto-regressão para a prevenção e promoção da saúde:

Aumento da qualidade de vida: Promove uma vida mais saudável, equilibrada e feliz.

Prevenção de doenças: Reduz o risco de desenvolver doenças físicas e mentais.

Melhora da saúde física e mental: Fortalece o sistema imunológico, melhora o humor, aumenta a concentração e promove o bem-estar geral.

Aumento da autoeficácia: Empodera você a assumir o controle da sua saúde e do seu bem-estar.

Desenvolvimento pessoal: Promove o autoconhecimento, o crescimento pessoal e a realização dos seus potenciais.

Exercício:

Reflita sobre seus hábitos de vida e identifique quais áreas você pode melhorar para promover sua saúde e bem-estar. Incorpore as técnicas de auto-regressão em sua rotina diária, cultivando o autoconhecimento, o gerenciamento do estresse, a regulação emocional e a positividade.

A auto-regressão é um caminho para a saúde integral, te convidando a ser o protagonista da sua saúde e bem-estar. Ao cultivar hábitos saudáveis, utilizar o poder da mente e se conectar com sua sabedoria interior, você constrói uma vida mais plena, equilibrada e feliz.

Capítulo 44
Espiritualidade e Autoconhecimento

Nos capítulos anteriores, construímos um caminho para o bem-estar integral através da prevenção e promoção da saúde. Agora, vamos transcender os limites do corpo físico e da mente, e explorar a dimensão espiritual do ser humano, descobrindo como a espiritualidade e o autoconhecimento se entrelaçam para despertar a essência do ser e conduzir a uma vida mais profunda e significativa.

Imagine a espiritualidade como uma bússola que te guia em direção ao seu propósito de vida, conectando você com algo maior que si mesmo, seja qual for a sua crença ou caminho espiritual. É a busca por significado, conexão e transcendência, que te impulsiona a explorar as profundezas do seu ser e a se conectar com a sua essência divina.

O autoconhecimento, por sua vez, é a lanterna que ilumina o caminho da sua jornada espiritual, revelando seus valores, crenças, emoções e motivações mais profundas. É através do autoconhecimento que você se torna consciente de quem você realmente é, do seu potencial e do seu propósito de vida.

A união entre espiritualidade e autoconhecimento é como uma dança sagrada, onde a busca por conexão com o divino se entrelaça com a jornada de autodescoberta, conduzindo a uma vida mais autêntica, compassiva e plena de significado.

Despertando para a essência do ser:

Explore sua espiritualidade: Busque um caminho espiritual que ressoe com seus valores e crenças, seja através da religião, da meditação, do contato com a natureza ou de outras práticas que te conectem com o sagrado.

Cultive a conexão com o divino: Dedique tempo para se conectar com a sua espiritualidade, seja através da oração, da meditação, da contemplação da natureza ou de outras práticas que te inspirem e te elevem.

Pratique a introspecção: Reserve momentos de quietude e introspecção para se conectar com seu mundo interior, observar seus pensamentos e emoções, e se questionar sobre seus valores, crenças e propósito de vida.

Estude e aprenda: Busque conhecimento sobre diferentes tradições espirituais, filosofias e práticas que te auxiliem na sua jornada de autoconhecimento e desenvolvimento espiritual.

Conecte-se com a natureza: Passe tempo em contato com a natureza, contemplando a beleza do mundo natural, respirando ar puro e se energizando com a força vital da terra.

Pratique a compaixão: Cultive a compaixão por si mesmo e pelos outros, reconhecendo a interconexão entre todos os seres e buscando agir com amor, gentileza e respeito.

Viva com propósito: Busque viver uma vida com propósito, alinhada com seus valores e com sua missão de alma. Encontre significado nas suas ações e contribua para o bem do mundo.

Confie na sua intuição: Aprenda a ouvir a voz da sua intuição, que te guia em direção ao seu caminho e te conecta com a sua sabedoria interior.

Benefícios da espiritualidade e do autoconhecimento:

Paz interior: Cultiva a paz interior, a serenidade e a harmonia em sua vida.

Propósito de vida: Te ajuda a encontrar seu propósito de vida e a viver com mais significado e realização.

Resiliência: Fortalece sua resiliência, aumentando sua capacidade de lidar com as adversidades e superar desafios com fé e esperança.

Compaixão e amor: Desperta a compaixão, o amor incondicional e a conexão com todos os seres.

Autoconhecimento: Promove o autoconhecimento, a autoaceitação e o amor próprio.

Conexão com o divino: Fortalece sua conexão com o divino, seja qual for a sua crença ou caminho espiritual.

Bem-estar integral: Contribui para o bem-estar integral, harmonizando corpo, mente e espírito.

Exercício:

Reflita sobre sua espiritualidade e como ela se conecta com seu autoconhecimento. Explore diferentes caminhos espirituais, cultive a conexão com o divino e pratique a introspecção para se conectar com sua essência e viver com mais propósito e significado.

    A espiritualidade e o autoconhecimento são como duas asas que te elevam em direção à sua verdadeira essência, te conectando com o divino e te conduzindo a uma vida mais plena, compassiva e significativa.

Capítulo 45
Revitalizando Corpo e Alma

Nos capítulos anteriores, despertamos para a essência do ser através da espiritualidade e do autoconhecimento. Agora, vamos reconectar com a fonte primordial de energia e vitalidade: a natureza. Vamos explorar como a conexão com o mundo natural pode revitalizar corpo e alma, promover a cura e o bem-estar, e aprofundar a sua jornada de auto-regressão.

Imagine a natureza como um grande abraço acolhedor, um refúgio de paz e serenidade que te reconecta com a sua essência e te nutre em todos os níveis. A natureza é a nossa casa original, o berço da vida, a fonte de energia vital que nos sustenta e nos inspira.

Ao longo da história, o ser humano sempre esteve conectado à natureza, dependendo dela para sua sobrevivência e encontrando nela inspiração, cura e conexão espiritual. No entanto, com o ritmo acelerado da vida moderna e a crescente urbanização, muitas vezes nos distanciamos dessa fonte vital, perdendo o contato com a nossa essência e com o ritmo natural da vida.

Reconectar com a natureza é como voltar para casa, reencontrar suas raízes e se nutrir da energia vital que emana de cada árvore, de cada rio, de cada montanha e de cada criatura. É um convite a despertar os sentidos, a acalmar a mente, a respirar ar puro e a se reconectar com a sabedoria ancestral da terra.

Revitalizando corpo e alma na natureza:

Mergulhe na natureza: Reserve tempo para estar em contato com a natureza, seja em parques, jardins, florestas, praias ou montanhas. Caminhe descalço na grama, abrace uma árvore, contemple o nascer ou o por do sol, ouça o canto dos pássaros, sinta a brisa em seu rosto.

Desperte seus sentidos: Preste atenção aos sons, cheiros, cores e texturas da natureza. Observe os detalhes, as nuances, a beleza e a diversidade do mundo natural.

Respire profundamente: Respire o ar puro da natureza, preenchendo seus pulmões com a energia vital que emana das plantas e árvores.

Conecte-se com a terra: Sente-se ou deite-se na terra, sentindo a conexão com a energia vital do planeta. Imagine suas raízes se conectando com as raízes das árvores, absorvendo a força e a estabilidade da terra.

Medite na natureza: Encontre um lugar tranquilo na natureza para meditar, se conectando com a paz e a serenidade do ambiente.

Pratique atividades ao ar livre: Caminhe, corra, nade, pratique yoga ou outras atividades físicas em contato com a natureza.

Cultive plantas: Cultive plantas em casa ou no jardim, cuidando delas com carinho e observando o ciclo da vida se manifestar em cada broto, flor e fruto.

Conecte-se com os animais: Observe os animais em seu habitat natural, aprendendo com sua sabedoria e se inspirando em sua conexão com a natureza.

Agradeça pela natureza: Cultive a gratidão pela beleza, abundância e sabedoria da natureza. Reconheça a interdependência entre todos os seres vivos e a importância de cuidar do planeta.

Benefícios da conexão com a natureza para a auto-regressão:

Redução do estresse: O contato com a natureza reduz o estresse, a ansiedade e a depressão, promovendo o relaxamento e o bem-estar mental.

Melhora da saúde física: Aumenta a imunidade, melhora a qualidade do sono, reduz a pressão arterial e promove a saúde cardiovascular.

Aumento da criatividade: Estimula a criatividade, a intuição e a conexão com a sua sabedoria interior.

Elevação da consciência: Promove a expansão da consciência, a conexão com o divino e o despertar espiritual.

Autoconhecimento: Facilita o autoconhecimento, a introspecção e a conexão com sua essência.

Cura emocional: Auxilia na cura de traumas, liberação de emoções negativas e promoção do equilíbrio emocional.

Renovação das energias: Revitaliza o corpo e a alma, aumentando a energia vital e a disposição.

Exercício:

Reserve um tempo para se conectar com a natureza hoje mesmo. Caminhe em um parque, sente-se em um jardim, contemple o céu, ouça o canto dos pássaros, respire ar puro e sinta a energia vital da terra te revitalizando.

A natureza é uma fonte inesgotável de cura, sabedoria e inspiração. Ao se conectar com o mundo natural, você se reconecta com sua essência, revitaliza corpo e alma, e aprofunda sua jornada de auto-regressão em direção a uma vida mais plena e equilibrada.

Capítulo 46
Desenvolvendo a Intuição

Nos capítulos anteriores, reconectamos com a fonte de energia vital através da natureza. Agora, vamos voltar nossa atenção para dentro e explorar o poder da intuição, essa voz interior que sussurra sabedoria e orientação em nosso caminho. Vamos aprender a ouvir essa voz sutil, a confiar em seus insights e a utilizá-la como bússola em nossa jornada de auto-regressão.

Imagine a intuição como um radar interno, uma antena que capta informações além dos cinco sentidos, sintonizando em frequências sutis e revelando conhecimentos que transcendem a lógica e a razão. É a voz do seu eu interior, da sua alma, que te guia com sabedoria e te conecta com a sua verdade mais profunda.

A intuição se manifesta de diversas formas: um pressentimento, uma sensação, uma imagem, uma ideia repentina, uma voz suave que te sussurra a direção a seguir. Muitas vezes, ela surge em momentos de quietude, quando silenciamos o turbilhão de pensamentos e nos abrimos para a sabedoria interior.

Desenvolver a intuição é como afinar um instrumento musical, ajustando as cordas da sua percepção para captar as melodias sutis da sua alma. É aprender a confiar em seus instintos, a reconhecer os sinais que o universo te envia e a seguir a sua voz interior com confiança e coragem.

Abrindo-se para a voz da intuição:

Aquiete a mente: A intuição se manifesta com mais clareza quando a mente está calma e receptiva. Pratique a meditação, o mindfulness e outras técnicas de relaxamento para silenciar o diálogo interno e se conectar com o seu centro.

Preste atenção aos seus sentimentos: A intuição muitas vezes se manifesta através de sentimentos e sensações sutis. Preste atenção ao seu corpo, às suas emoções e aos seus pressentimentos. O que seu coração te diz?

Confie em seus instintos: Quando uma intuição surgir, não a ignore ou a racionalize. Confie em seus instintos e siga sua voz interior, mesmo que não faça sentido lógico no momento.

Observe os sinais: O universo se comunica conosco através de sinais e sincronicidades. Esteja atento aos eventos, pessoas e mensagens que cruzam seu caminho, pois podem conter pistas e orientações importantes.

Cultive a curiosidade: Faça perguntas ao seu eu interior, buscando respostas e insights. Mantenha uma mente aberta e curiosa, permitindo que a intuição te guie em novas direções.

Anote suas intuições: Mantenha um diário para registrar suas intuições, sonhos e insights. Isso te ajudará a reconhecer os padrões da sua intuição e a fortalecer sua conexão com ela.

Experimente: Teste suas intuições em pequenas decisões do dia a dia. Quanto mais você confiar em sua intuição, mais ela se fortalecerá.

Seja paciente: Desenvolver a intuição é um processo gradual que requer tempo e prática. Seja paciente consigo mesmo e confie que sua intuição se tornará cada vez mais clara e precisa.

Benefícios de desenvolver a intuição:

Tomada de decisões mais sábias: A intuição te ajuda a tomar decisões mais alinhadas com seus valores e propósito de vida.

Autoconhecimento: A intuição te conecta com sua sabedoria interior, revelando seus desejos, necessidades e potenciais mais profundos.

Criatividade: A intuição abre portas para a criatividade, a inspiração e a inovação.

Conexão espiritual: A intuição te conecta com sua espiritualidade, te guiando em seu caminho e te aproximando da sua essência divina.

Bem-estar emocional: A intuição te ajuda a fazer escolhas que promovem seu bem-estar emocional e sua felicidade.

Relacionamentos mais autênticos: A intuição te ajuda a se conectar com as pessoas de forma mais autêntica e profunda.

Exercício:

Reserve um tempo para se conectar com sua intuição. Encontre um lugar tranquilo, feche os olhos e respire profundamente. Faça uma pergunta ao seu eu interior e aguarde pacientemente pela resposta, sem julgamento ou expectativa. Anote suas impressões, sentimentos e insights em seu diário.

A intuição é uma bússola interna que te guia em direção à sua verdade, à sua sabedoria e ao seu propósito de vida. Ao aprender a ouvir essa voz interior, você se conecta com sua essência, toma decisões mais sábias e constrói uma vida mais autêntica, significativa e plena.

Capítulo 47
Sincronicidade e Lei da Atração

Nos capítulos anteriores, aprendemos a ouvir a voz da intuição, a bússola que nos guia em nossa jornada interior. Agora, vamos expandir nossa percepção e explorar a sincronicidade e a Lei da Atração, conceitos que nos revelam a profunda interconexão entre nossos pensamentos, emoções e a realidade que nos cerca. Vamos descobrir como podemos cocriar nossa vida, alinhando nossa energia com a energia do universo e manifestando nossos sonhos e desejos.

Imagine o universo como uma grande teia de energia, onde tudo está interligado e se influencia mutuamente. A sincronicidade é como um fio condutor nessa teia, que conecta eventos, pessoas e situações aparentemente aleatórias, revelando um significado mais profundo e um propósito maior por trás das coincidências.

A Lei da Atração, por sua vez, nos ensina que "semelhante atrai semelhante". Nossos pensamentos, emoções e crenças atuam como ímãs, atraindo para nossa realidade experiências e situações que vibram na mesma frequência. Ao cultivar pensamentos positivos, emoções elevadas e crenças empoderadoras, abrimos caminho para a manifestação de nossos sonhos e desejos.

Sincronicidade e Lei da Atração se complementam, revelando a natureza cocriativa da realidade. Ao nos conectarmos com nossa intuição, cultivarmos a positividade e vibrarmos em sintonia com nossos desejos, entramos em um fluxo de sincronicidades que nos conduzem em direção à realização dos nossos sonhos.

Cocriando a realidade:

Preste atenção às sincronicidades: Esteja atento aos eventos, pessoas e situações que parecem "coincidências significativas". Elas podem conter mensagens importantes do universo, guiando você em seu caminho e te mostrando que está no caminho certo.

Cultive pensamentos positivos: Seus pensamentos são como sementes que você planta no jardim da sua realidade. Cultive pensamentos positivos, construtivos e empoderadores, e você colherá frutos de alegria, abundância e realização.

Eleve suas emoções: Emoções elevadas, como amor, gratidão e alegria, vibram em alta frequência e atraem experiências positivas para sua vida. Pratique a gratidão diariamente, cultive o otimismo e se conecte com a alegria de viver.

Visualize seus sonhos: Utilize a visualização criativa para imaginar seus sonhos como se já fossem reais, sentindo as emoções e sensações de já tê-los alcançado. A visualização é uma ferramenta poderosa para manifestar seus desejos.

Afirme seus desejos: Declare seus desejos ao universo com clareza e convicção, utilizando afirmações positivas que expressem seus sonhos e aspirações.

Aja em direção aos seus objetivos: A Lei da Atração não funciona apenas com pensamentos e emoções. É preciso agir em direção aos seus objetivos, tomando decisões, fazendo escolhas e se movimentando em direção à realização dos seus sonhos.

Confie no universo: Tenha fé no processo, confie na sabedoria do universo e acredite que seus sonhos estão se manifestando em sua vida.

Seja grato: Cultive a gratidão por tudo o que você já possui e por tudo o que está por vir. A gratidão abre portas para a abundância e atrai ainda mais bênçãos para sua vida.

Benefícios de compreender a sincronicidade e a Lei da Atração:

Cocriação da realidade: Te empodera a assumir o controle da sua vida e a cocriar sua realidade de forma consciente e positiva.

Manifestação de sonhos: Te ajuda a manifestar seus sonhos e desejos, alinhando sua energia com a energia do universo.

Aumento da positividade: Te incentiva a cultivar pensamentos positivos, emoções elevadas e crenças empoderadoras.

Conexão com o universo: Te conecta com a sabedoria do universo e te mostra que você faz parte de algo maior que si mesmo.

Propósito de vida: Te ajuda a encontrar seu propósito de vida e a viver com mais significado e realização.

Bem-estar integral: Promove o bem-estar integral, harmonizando corpo, mente e espírito.

Exercício:

Preste atenção às sincronicidades em sua vida. Anote-as em um diário e reflita sobre o significado delas. Cultive pensamentos positivos, emoções elevadas e visualize seus sonhos como se já fossem reais. Afirme seus desejos ao universo com clareza e convicção.

Você é um cocriador da sua realidade. Ao compreender a sincronicidade e a Lei da Atração, você se torna um maestro da sua vida, conduzindo a sinfonia dos seus sonhos com maestria e manifestando a vida que você deseja.

Capítulo 48
Vivendo em Harmonia com o Universo

Nos capítulos anteriores, exploramos a sincronicidade e a Lei da Atração, desvendando a cocriação da realidade. Agora, vamos dar um passo adiante e descobrir como podemos viver em harmonia com o universo, alinhando nossos pensamentos, emoções e ações com as leis naturais que regem a vida.

Imagine o universo como uma grande sinfonia, onde cada ser, cada elemento, cada evento vibra em uma frequência única, contribuindo para a harmonia do conjunto. Viver em harmonia com o universo é como dançar no ritmo dessa sinfonia cósmica, sintonizando sua energia com a energia do todo e fluindo em sintonia com as leis naturais que regem a vida.

Essa harmonia se manifesta em todos os níveis do nosso ser: no corpo físico, através da saúde e vitalidade; na mente, através da paz interior e da clareza mental; nas emoções, através do equilíbrio e da serenidade; e no espírito, através da conexão com o divino e do propósito de vida.

Viver em harmonia com o universo é um processo de autoconhecimento, de alinhamento com seus valores e propósito de vida, e de respeito às leis naturais que regem o universo. É um caminho de crescimento, evolução e expansão da consciência, que te conduz a uma vida mais plena, autêntica e feliz.

Sintonizando com a harmonia do universo:

Observe a natureza: A natureza é um espelho da harmonia do universo. Observe os ciclos naturais, o ritmo das estações, a interdependência entre os seres vivos e a beleza da criação. Inspire-se na sabedoria da natureza para viver em harmonia com o universo.

Cultive o respeito: Respeite a si mesmo, aos outros, à natureza e a todas as formas de vida. Reconheça a interconexão entre todos os seres e a importância de viver em harmonia com o planeta.

Pratique a gratidão: Cultive a gratidão por tudo o que você tem em sua vida, pelas bênçãos que recebe e pelas oportunidades que se apresentam. A gratidão te conecta com a abundância do universo e te abre para receber ainda mais.

Siga sua intuição: Confie na sua intuição, essa voz interior que te guia com sabedoria e te conecta com a sua verdade mais profunda. A intuição é um canal de comunicação com o universo, que te ajuda a tomar decisões alinhadas com seu propósito de vida.

Viva com propósito: Encontre seu propósito de vida e viva de acordo com ele. Busque significado nas suas ações, contribua para o bem do mundo e deixe sua marca positiva no universo.

Seja autêntico: Viva de acordo com seus valores e sua verdade interior. Seja autêntico em suas relações, em suas escolhas e em suas ações.

Cultive a paz interior: Pratique a meditação, o mindfulness e outras técnicas de relaxamento para acalmar a mente, reduzir o estresse e cultivar a paz interior.

Perdoe e liberte-se: Perdoe a si mesmo e aos outros, liberando mágoas, ressentimentos e culpas que podem estar bloqueando seu fluxo energético e impedindo sua harmonia interior.

Conecte-se com sua espiritualidade: Cultive sua conexão com o divino, seja qual for a sua crença ou caminho espiritual. A espiritualidade te conecta com algo maior que si mesmo, te dando força, esperança e propósito.

Aceite os desafios: A vida é uma jornada com desafios e obstáculos. Aceite os desafios como oportunidades de aprendizado e crescimento, e confie que o universo te sustenta e te guia em seu caminho.

Benefícios de viver em harmonia com o universo:

Paz interior e serenidade: Viver em harmonia com o universo te proporciona paz interior, serenidade e equilíbrio emocional.

Saúde e vitalidade: Promove a saúde física, a vitalidade e o bem-estar integral.

Abundância e prosperidade: Abre portas para a abundância, a prosperidade e a realização dos seus sonhos.

Relacionamentos harmoniosos: Contribui para a construção de relações mais harmoniosas, baseadas no amor, no respeito e na compreensão.

Propósito de vida: Te ajuda a encontrar seu propósito de vida e a viver com mais significado e realização.

Conexão espiritual: Fortalece sua conexão com o divino e te conduz a uma vida mais profunda e espiritualizada.

Exercício:

Reflita sobre como você pode viver em maior harmonia com o universo. Observe a natureza, cultive o respeito, a gratidão e a paz interior. Siga sua intuição, viva com propósito e se conecte com sua espiritualidade.

Viver em harmonia com o universo é um caminho de autoconhecimento, crescimento e expansão da consciência. Ao se alinhar com as leis naturais que regem a vida, você se torna um canal para a energia vital do universo, manifestando saúde, abundância, paz interior e felicidade em sua vida.

Capítulo 49
Prosperidade e Abundância

Nos capítulos anteriores, aprendemos a viver em harmonia com o universo, sintonizando nossa energia com o fluxo natural da vida. Agora, vamos explorar a prosperidade e a abundância, descobrindo como podemos abrir nossos corações e mentes para receber as bênçãos que o universo tem para nos oferecer.

Imagine a prosperidade como um rio abundante que flui em sua direção, trazendo consigo riquezas, oportunidades, alegria e realização. A abundância é um estado de plenitude, onde você se sente completo, grato e satisfeito com tudo o que a vida te proporciona.

A prosperidade não se limita apenas à riqueza material, mas abrange todas as áreas da vida: saúde, amor, relacionamentos, felicidade, paz interior e propósito de vida. É um estado de graça, onde você se sente conectado com a fonte inesgotável de bênçãos do universo e se abre para receber tudo de bom que a vida tem para te oferecer.

Muitas vezes, crenças limitantes, medos e bloqueios emocionais podem impedir que a prosperidade flua livremente em sua vida. Ao identificar e transformar esses obstáculos, você abre caminho para a abundância em todas as áreas da sua vida.

Abrindo-se para a prosperidade e abundância:

Cultive a gratidão: A gratidão é a chave que abre as portas para a abundância. Agradeça por tudo o que você já possui, pelas pequenas e grandes bênçãos que a vida te oferece. Ao reconhecer e apreciar a riqueza que já existe em sua vida, você atrai ainda mais prosperidade.

Liberte-se de crenças limitantes: Identifique e transforme crenças limitantes sobre dinheiro, sucesso e merecimento. Substitua pensamentos de escassez por crenças de abundância, afirmando que você é merecedor de todas as coisas boas que a vida tem para te oferecer.

Visualize a prosperidade: Utilize a visualização criativa para imaginar sua vida abundante em todas as áreas: saúde, amor, relacionamentos, finanças, carreira e propósito de vida. Sinta as emoções e sensações de já estar vivendo essa realidade.

Aja em direção aos seus objetivos: A prosperidade não cai do céu. Defina seus objetivos, crie um plano de ação e aja em direção à realização dos seus sonhos. O universo te apoiará em seus esforços e te guiará em direção à abundância.

Compartilhe sua prosperidade: Compartilhe suas bênçãos com os outros, seja através de doações, trabalho voluntário ou atos de generosidade. Ao compartilhar sua prosperidade, você a multiplica e contribui para a criação de um mundo mais abundante para todos.

Confie no universo: Tenha fé no processo, confie na abundância do universo e acredite que você está sendo guiado e amparado em sua jornada.

Cultive a autoestima: Reconheça seu valor, seus talentos e suas capacidades. Acredite em si mesmo e em seu potencial para criar uma vida próspera e abundante.

Celebre suas conquistas: Reconheça e celebre cada conquista, por menor que seja. A celebração te motiva a continuar crescendo e a alcançar novos patamares de prosperidade.

Mantenha o foco: Mantenha o foco em seus objetivos e em sua visão de prosperidade, evitando distrações e se mantendo firme em seu propósito.

Seja paciente: A prosperidade se manifesta no tempo certo. Seja paciente, persistente e confie que o universo está trabalhando a seu favor.

Benefícios de se abrir para a prosperidade e abundância:

Realização de sonhos: Atrai oportunidades, recursos e sincronicidades que te impulsionam em direção à realização dos seus sonhos.

Bem-estar financeiro: Cria condições para a prosperidade financeira, atraindo riqueza, abundância e segurança material.

Saúde e vitalidade: Promove a saúde física, a vitalidade e o bem-estar integral.

Relacionamentos harmoniosos: Atrai relacionamentos saudáveis, baseados no amor, no respeito e na reciprocidade.

Paz interior e felicidade: Cultiva a paz interior, a gratidão, a alegria e a felicidade.

Propósito de vida: Te ajuda a encontrar seu propósito de vida e a viver com mais significado e realização.

Exercício:

Reflita sobre suas crenças sobre prosperidade e abundância. Identifique e transforme crenças limitantes. Pratique a gratidão diariamente, visualize sua vida abundante e aja em direção aos seus objetivos.

A prosperidade e a abundância são direitos divinos de todos os seres. Ao abrir seu coração e sua mente para receber, você se conecta com a fonte inesgotável de bênçãos do universo e manifesta a vida próspera e abundante que você merece.

Capítulo 50
Despertando o Potencial Criador

Nos capítulos anteriores, buscamos a harmonia com o universo e abrimos caminho para a prosperidade e abundância. Agora, vamos mergulhar no reino da criatividade e da inspiração, descobrindo como podemos despertar o potencial criador que reside em cada um de nós e manifestar a beleza, a inovação e a originalidade em nossas vidas.

Imagine a criatividade como uma fonte inesgotável de ideias, uma chama interior que ilumina a mente e impulsiona a inovação, a arte e a expressão pessoal. A inspiração, por sua vez, é como o sopro divino que alimenta essa chama, trazendo insights, ideias e a energia necessária para dar vida às suas criações.

A criatividade não se limita apenas às artes, mas se manifesta em todas as áreas da vida: na resolução de problemas, na comunicação, nos relacionamentos, no trabalho e na busca por novas soluções e perspectivas. É a capacidade de pensar fora da caixa, de conectar ideias de forma original e de dar vida a algo novo e único.

Despertar o potencial criador é como abrir as portas da sua imaginação, libertando a energia criativa que reside em seu interior e permitindo que ela se expresse em sua plenitude. É um processo de autoconhecimento, de conexão com sua intuição e de abertura para a inspiração que flui do universo.

Despertando o potencial criador:

Cultive a curiosidade: Seja curioso, explore o mundo ao seu redor, faça perguntas, busque novos conhecimentos e experiências. A curiosidade é o combustível da criatividade, alimentando a mente com novas ideias e perspectivas.

Liberte sua imaginação: Dê asas à sua imaginação, permitindo que ela voe livremente sem limites ou julgamentos. Brinque com as ideias, explore novas possibilidades e se permita sonhar acordado.

Conecte-se com sua intuição: A intuição é a voz da sua criatividade, sussurrando ideias, insights e soluções inovadoras. Aquiete a mente, ouça sua voz interior e confie em seus instintos criativos.

Busque inspiração: Inspire-se em outras pessoas, na natureza, na arte, na música, na literatura e em tudo que te toca e te emociona. A inspiração é como um sopro de vida que alimenta a chama da criatividade.

Experimente e explore: Experimente novas técnicas, materiais e formas de expressão. Explore diferentes áreas de conhecimento, saia da sua zona de conforto e se permita errar e aprender com seus erros.

Crie um ambiente inspirador: Cerque-se de beleza, arte, música e cores que te inspirem e te motivem a criar. Organize seu espaço de trabalho de forma a estimular a criatividade e o fluxo de ideias.

Dedique tempo para criar: Reserve tempo em sua rotina para se dedicar à sua criatividade, seja pintando, escrevendo, dançando, tocando um instrumento musical, cozinhando ou qualquer outra atividade que te inspire.

Compartilhe suas criações: Compartilhe suas criações com o mundo, seja através de exposições, apresentações, publicações ou simplesmente compartilhando com amigos e familiares. Compartilhar suas criações te conecta com os outros e te inspira a continuar criando.

Acredite em seu potencial: Acredite em seu potencial criador, reconheça seus talentos e suas habilidades, e confie na sua capacidade de dar vida a algo novo e único.

Celebre sua criatividade: Celebre cada ideia, cada inspiração, cada criação. Reconheça o valor da sua expressão criativa e se orgulhe de suas realizações.

Benefícios de despertar a criatividade e a inspiração:

Autoconhecimento: A criatividade te conecta com sua essência, revelando seus talentos, paixões e potenciais mais profundos.

Inovação e solução de problemas: Aumenta sua capacidade de encontrar soluções criativas para os desafios da vida.

Expressão pessoal: Te permite expressar sua individualidade, seus sentimentos e sua visão de mundo de forma autêntica.

Alegria e realização: A criatividade te proporciona alegria, satisfação e a sensação de realização pessoal.

Conexão com o universo: Te conecta com a energia criativa do universo, te abrindo para a inspiração e a intuição.

Bem-estar emocional: Reduz o estresse, aumenta a autoestima e promove o bem-estar emocional.

Exercício:

Dedique um tempo para despertar sua criatividade. Explore novas atividades, busque inspiração na natureza e na arte, e se permita expressar sua individualidade de forma livre e autêntica.

A criatividade é um presente divino que reside em cada um de nós. Ao despertar o potencial criador, você se conecta com a fonte inesgotável de inspiração do universo e manifesta a beleza, a inovação e a originalidade em sua vida.

Capítulo 51
Expandindo o Círculo do Amor

Nos capítulos anteriores, exploramos a conexão com o universo e a manifestação da prosperidade. Agora, vamos expandir nosso olhar para além de nós mesmos e descobrir o poder do serviço ao próximo e da compaixão, caminhos que nos conectam com a humanidade, nutrem a alma e abrem portas para uma vida mais rica em significado e propósito.

Imagine o amor como uma chama que se expande a cada gesto de compaixão, a cada ato de serviço, a cada abraço solidário. O serviço ao próximo é como o combustível que alimenta essa chama, irradiando calor, luz e esperança para o mundo. A compaixão, por sua vez, é a lente que nos permite enxergar o outro com empatia, compreendendo suas dores, suas alegrias e suas necessidades.

Servir ao próximo é dedicar seu tempo, seus talentos e suas energias para contribuir para o bem-estar de outras pessoas, da comunidade e do planeta. É um ato de amor em ação, que transcende o egoísmo e nos conecta com a interdependência entre todos os seres.

A compaixão é a capacidade de se colocar no lugar do outro, de sentir suas emoções, de compreender suas dores e de oferecer apoio e solidariedade. É um bálsamo que cura as feridas da alma, promove a união e fortalece os laços de amor e fraternidade.

Expandindo o círculo do amor:

Cultive a empatia: Pratique a escuta ativa, busque compreender as perspectivas e os sentimentos dos outros, e se coloque no lugar deles. A empatia é a base da compaixão e do serviço ao próximo.

Identifique suas habilidades e talentos: Quais são seus dons e talentos? Como você pode utilizá-los para servir ao próximo e contribuir para o bem do mundo?

Encontre causas que te inspirem: Quais causas sociais, ambientais ou humanitárias te tocam e te motivam a agir? Encontre causas que ressoem com seus valores e que te inspirem a dedicar seu tempo e energia.

Ofereça ajuda: Ofereça ajuda a quem precisa, seja através de trabalho voluntário, doações, gestos de gentileza ou simplesmente oferecendo um ouvido amigo e um abraço acolhedor.

Pratique a gentileza: Seja gentil com as pessoas ao seu redor, oferecendo palavras de apoio, sorrisos, elogios e gestos de carinho. A gentileza é um ato de amor que transforma o mundo.

Seja um agente de mudança: Seja um agente de mudança em sua comunidade, participando de projetos sociais, defendendo causas que acredita ou simplesmente inspirando as pessoas ao seu redor com suas ações e atitudes.

Perdoe e liberte-se: O perdão é um ato de compaixão que liberta você e os outros do peso da raiva, do ressentimento e da culpa. Perdoe a si mesmo e aos outros, e abra espaço para o amor e a cura.

Cultive a gratidão: Agradeça pelas oportunidades de servir, pelas pessoas que cruzam seu caminho e pelas bênçãos que você recebe. A gratidão te conecta com a abundância do universo e te inspira a compartilhar seu amor e sua compaixão.

Conecte-se com sua espiritualidade: A espiritualidade te conecta com o amor universal, te inspirando a servir ao próximo e a viver com compaixão e propósito.

Benefícios do serviço ao próximo e da compaixão:

Propósito de vida: Encontrar significado e propósito em sua vida, contribuindo para o bem do mundo e fazendo a diferença na vida das pessoas.

Felicidade e bem-estar: Ajudar os outros aumenta a sensação de felicidade, bem-estar e realização pessoal.

Conexão humana: Fortalece os laços de conexão humana, promovendo a união, a solidariedade e o amor ao próximo.

Crescimento pessoal: Desenvolve a empatia, a compaixão, a gratidão e outras virtudes que te tornam uma pessoa melhor.

Saúde física e mental: Reduz o estresse, aumenta a autoestima e promove a saúde física e mental.

Expansão da consciência: Expande sua consciência, te conectando com a interdependência entre todos os seres e com o amor universal.

Exercício:

Identifique uma causa que te inspire e encontre maneiras de contribuir para ela. Ofereça ajuda a quem precisa, pratique a gentileza e seja um agente de mudança em sua comunidade.

    O serviço ao próximo e a compaixão são como pontes que nos conectam com a humanidade, nutrem a alma e abrem portas para uma vida mais rica em significado, propósito e amor. Ao expandir o círculo do amor, você contribui para a criação de um mundo mais justo, compassivo e harmonioso.

Capítulo 52
Despertando a Consciência Cósmica

Nos capítulos anteriores, expandimos o círculo do amor através do serviço ao próximo e da compaixão. Agora, vamos embarcar em uma jornada de expansão da consciência, despertando para a consciência cósmica e transcendendo os limites da percepção individual.

Imagine a consciência cósmica como um oceano infinito de conhecimento, sabedoria e interconexão, onde cada ser, cada planeta, cada estrela é uma gota que compõe esse vasto oceano. Despertar a consciência cósmica é como mergulhar nesse oceano, expandindo seus horizontes de percepção e se conectando com a unidade que permeia toda a criação.

A consciência cósmica transcende a individualidade, o ego e as limitações da mente. É a percepção de que somos parte de algo muito maior que nós mesmos, interligados a todos os seres e a tudo o que existe no universo. É a compreensão de que a vida é uma teia complexa de relações, onde cada ação, cada pensamento, cada emoção reverberam por todo o cosmos.

Despertar a consciência cósmica é como abrir os olhos para uma nova realidade, onde a separação se dissolve e a unidade se revela em toda a sua magnificência. É um chamado para transcender as fronteiras do ego, se conectar com a sabedoria universal e viver em harmonia com o cosmos.

Expandindo os horizontes da percepção:

Conecte-se com a natureza: A natureza é um portal para a consciência cósmica. Contemple a vastidão do céu estrelado, a beleza das montanhas, a força do mar, a delicadeza das flores. Sinta a interconexão entre todos os seres vivos e a energia vital que pulsa em cada partícula do universo.

Pratique a meditação: A meditação é uma ferramenta poderosa para aquietar a mente, expandir a consciência e se conectar com a sua essência divina. Através da meditação, você pode acessar estados de consciência mais profundos e se abrir para a percepção da unidade cósmica.

Estude e aprenda: Busque conhecimento sobre cosmologia, filosofia, espiritualidade e outras áreas que te auxiliem a compreender a vastidão do universo e a interconexão entre todas as coisas.

Cultive a compaixão: A compaixão é a ponte que te conecta com a humanidade e com todos os seres vivos. Ao cultivar a compaixão, você reconhece a unidade que permeia toda a criação e se abre para a experiência do amor universal.

Viva com propósito: Encontre seu propósito de vida e viva de acordo com ele. Ao contribuir para o bem do mundo e servir ao próximo, você se alinha com o fluxo da vida e se torna um agente de transformação positiva no universo.

Desapegue-se do ego: O ego é a ilusão da separação, que te limita e te impede de experimentar a plenitude da consciência cósmica. Pratique o desapego, a humildade e a entrega, e se liberte das amarras do ego para se conectar com a unidade do universo.

Confie na intuição: A intuição é a voz da sua alma, que te guia com sabedoria e te conecta com a inteligência universal. Confie em seus instintos, siga sua voz interior e se abra para a orientação do universo.

Cultive a gratidão: Agradeça pela dádiva da vida, pela beleza do universo e pela oportunidade de fazer parte dessa grande jornada cósmica. A gratidão te conecta com a abundância do universo e te abre para receber as bênçãos da vida.

Seja um observador: Observe seus pensamentos, emoções e ações com distanciamento e compaixão. Ao se tornar um observador da sua própria experiência, você se liberta dos condicionamentos da mente e se abre para a percepção da realidade em sua totalidade.

Benefícios de despertar a consciência cósmica:

Expansão da percepção: Amplia sua visão de mundo, te conectando com a vastidão do universo e a interconexão entre todas as coisas.

Paz interior e serenidade: Traz paz interior, serenidade e a compreensão de que você faz parte de algo maior que si mesmo.

Propósito de vida: Te ajuda a encontrar seu propósito de vida e a viver com mais significado e realização.

Compaixão e amor universal: Desperta a compaixão, o amor incondicional e a conexão com todos os seres.

Liberdade e transcendência: Te liberta das amarras do ego e te conduz à transcendência da sua individualidade.

Sabedoria e intuição: Te conecta com a sabedoria universal e fortalece sua intuição.

Bem-estar integral: Promove o bem-estar integral, harmonizando corpo, mente e espírito.

Exercício:

Conecte-se com a natureza, pratique a meditação, cultive a compaixão e o desapego. Busque conhecimento sobre o universo e confie na sua intuição. Viva com propósito e gratidão, e se abra para a experiência da consciência cósmica.

Despertar a consciência cósmica é um chamado para transcender os limites da sua percepção individual e se conectar com a unidade que permeia toda a criação. É um caminho de expansão, amor e sabedoria, que te conduz a uma vida mais plena, significativa e conectada com o universo.

Capítulo 53
Vivendo em Plenitude

Nos capítulos anteriores, expandimos nossa consciência para os vastos horizontes do cosmos. Agora, vamos voltar nossa atenção para o único momento que realmente existe: o agora. Vamos explorar o poder do agora, descobrindo como podemos nos libertar das amarras do passado e do futuro, e viver em plenitude o momento presente.

Imagine o tempo como um rio que flui incessantemente, carregando consigo o passado, o presente e o futuro. O passado já se foi, o futuro ainda não chegou, e o único momento real é o agora, esse instante presente que se renova a cada respiração.

A mente, no entanto, tem a tendência de se perder em pensamentos sobre o passado, remoendo lembranças, arrependimentos e mágoas, ou se projetar para o futuro, alimentando ansiedades, medos e expectativas. Essa divagação mental nos afasta do momento presente, nos impede de vivenciar a vida em sua plenitude e nos aprisiona em ciclos de sofrimento.

Viver no agora é como ancorar sua atenção no momento presente, se libertando das correntes do passado e do futuro, e se abrindo para a experiência da vida em sua totalidade. É estar presente em cada respiração, em cada sensação, em cada pensamento, em cada emoção, sem julgamento ou resistência.

O poder do agora reside na sua capacidade de te conectar com a sua essência, com a sua paz interior e com a fonte inesgotável de alegria e vitalidade que reside em seu interior. Ao viver no agora, você se liberta do sofrimento, se abre para a beleza da vida e experimenta a plenitude do ser.

Ancorando-se no presente:

Preste atenção à sua respiração: A respiração é a âncora que te conecta com o momento presente. Observe o ar entrando e saindo dos seus pulmões, sinta o movimento do seu corpo a cada inspiração e expiração.

Concentre-se nos seus sentidos: Preste atenção às sensações do seu corpo, aos sons ao seu redor, às cores, cheiros e sabores que você experimenta. Ao se conectar com seus sentidos, você se ancora no momento presente e se abre para a riqueza da experiência sensorial.

Observe seus pensamentos sem se identificar com eles: Seus pensamentos são como nuvens que passam pelo céu da sua mente. Observe-os sem julgamento, sem se apegar a eles ou se deixar levar por eles. Simplesmente observe-os e deixe-os ir.

Pratique a gratidão: Agradeça pelas bênçãos do momento presente, pelas pequenas coisas que te trazem alegria e pelos aprendizados que a vida te oferece. A gratidão te conecta com a abundância do agora e te abre para a beleza da vida.

Abrace as emoções: Permita-se sentir suas emoções sem resistência ou julgamento. Acolhe suas alegrias, tristezas, raivas e medos, reconhecendo que elas são parte da experiência humana e te conectam com a sua autenticidade.

Conecte-se com seu corpo: Movimente-se, dance, pratique yoga, caminhe na natureza, faça atividades que te proporcionem prazer e te conectem com a vitalidade do seu corpo.

Simplifique sua vida: Desapegue-se de coisas, compromissos e relações que não te servem mais. Simplifique sua vida, criando espaço para o que realmente importa e te faz feliz.

Cultive o silêncio: Reserve momentos de silêncio e solitude para se conectar com sua paz interior e ouvir a voz da sua intuição.

Esteja presente nas suas relações: Dedique tempo de qualidade para as pessoas que você ama, estando presente de corpo e alma nos momentos que vocês compartilham.

Aceite o que é: Aceite o momento presente como ele é, sem resistência ou julgamento. Confie no fluxo da vida e se abra para as infinitas possibilidades que o agora te oferece.

Benefícios de viver no poder do agora:

Liberdade e paz interior: Liberta-se das amarras do passado e do futuro, experimentando a paz interior e a liberdade de ser quem você realmente é.

Aumento da alegria e da vitalidade: Conecta-se com a fonte inesgotável de alegria e vitalidade que reside em seu interior.

Redução do estresse e da ansiedade: Diminui o estresse, a ansiedade e o sofrimento, ao se libertar das preocupações e dos medos.

Aumento da criatividade e da intuição: Abre espaço para a criatividade, a intuição e a inspiração fluírem livremente.

Melhora nos relacionamentos: Fortalece os laços de conexão com as pessoas, promovendo a autenticidade e a intimidade.

Plenitude e realização: Experimenta a vida em sua plenitude, com gratidão, presença e realização.

Exercício:

Pratique a presença no seu dia a dia. Concentre-se na sua respiração, nos seus sentidos, nas suas emoções e nos seus pensamentos. Cultive a gratidão, abrace o momento presente e se abra para a experiência da vida em sua totalidade.

O poder do agora reside na sua capacidade de te conectar com a sua essência, com a sua paz interior e com a fonte inesgotável de alegria e vitalidade que reside em seu interior. Ao viver no agora, você se liberta do sofrimento, se abre para a beleza da vida e experimenta a plenitude do ser.

Capítulo 54
Um Estilo de Vida Consciente

Nos capítulos anteriores, ancoramos nossa atenção no poder do agora, vivenciando a plenitude do momento presente. Agora, vamos integrar a auto-regressão em nosso dia a dia, transformando-a em um estilo de vida consciente, um caminho para o crescimento contínuo, a harmonia interior e a realização pessoal.

Imagine a auto-regressão como um fio condutor que te acompanha em cada passo da sua jornada, te guiando com sabedoria, te conectando com sua essência e te impulsionando em direção à sua melhor versão. Integrar a auto-regressão no dia a dia é como tecer esse fio em cada momento da sua vida, transformando cada experiência em uma oportunidade de aprendizado, crescimento e autoconhecimento.

A auto-regressão não se limita a momentos específicos de prática, como a meditação ou o relaxamento. Ela se manifesta em cada escolha, em cada pensamento, em cada ação, em cada relação. É um estado de presença, de consciência e de conexão consigo mesmo, com os outros e com o universo.

Ao integrar a auto-regressão em seu dia a dia, você transforma sua vida em uma jornada de autodescoberta, de cura e de expansão da consciência. Você se torna o protagonista da sua história, criando a realidade que deseja e vivendo com mais propósito, alegria e plenitude.

Tecendo a auto-regressão no cotidiano:

Comece o dia com intenção: Ao acordar, dedique alguns minutos para se conectar com sua respiração, agradecer pelas bênçãos da vida e definir suas intenções para o dia. Qual a energia que você quer cultivar hoje? Quais são seus objetivos e prioridades?

Pratique a atenção plena: Cultive a atenção plena em suas atividades diárias, seja ao tomar banho, caminhar, comer, trabalhar ou interagir com outras pessoas. Preste atenção aos seus sentidos, aos seus pensamentos e às suas emoções, ancorando-se no momento presente.

Observe seus pensamentos e emoções: Esteja atento aos seus pensamentos e emoções ao longo do dia. Identifique padrões de pensamento negativos, crenças limitantes e emoções desafiadoras, e utilize as ferramentas da auto-regressão para transformá-los.

Comunique-se com assertividade: Expresse suas necessidades, desejos e limites de forma clara, respeitosa e autêntica. Pratique a escuta ativa e cultive relações saudáveis, baseadas na comunicação aberta e na empatia.

Cultive a gratidão: Encontre motivos para agradecer em cada dia, por menor que sejam. A gratidão te conecta com a abundância do universo e te abre para receber as bênçãos da vida.

Pratique o autocuidado: Dedique tempo para cuidar de si mesmo, seja através da alimentação saudável, exercícios físicos, sono reparador, contato com a natureza ou momentos de relaxamento e lazer.

Perdoe e liberte-se: Pratique o perdão, liberando mágoas, ressentimentos e culpas que podem estar te sobrecarregando. Perdoe a si mesmo e aos outros, e abra espaço para a cura e a paz interior.

Conecte-se com sua espiritualidade: Reserve tempo para nutrir sua espiritualidade, seja através da meditação, da oração, da leitura de textos sagrados ou de outras práticas que te conectem com o divino.

Celebre suas conquistas: Reconheça e celebre suas conquistas, por menores que sejam. A celebração te motiva a continuar crescendo e a alcançar seus objetivos.

Aprenda com seus erros: Veja os erros como oportunidades de aprendizado e crescimento. Não se culpe ou se critique, mas sim utilize as experiências desafiadoras como trampolim para evoluir e se fortalecer.

Benefícios de integrar a auto-regressão no dia a dia:

Autoconhecimento e crescimento pessoal: Promove o autoconhecimento, o desenvolvimento pessoal e a expansão da consciência.

Equilíbrio e harmonia: Cultiva o equilíbrio interior, a harmonia entre corpo, mente e espírito, e a paz interior.

Resiliência e força interior: Fortalece a resiliência, aumenta a capacidade de lidar com desafios e te torna mais forte diante das adversidades.

Relacionamentos saudáveis: Contribui para a construção de relações mais saudáveis, autênticas e significativas.

Realização pessoal e profissional: Te impulsiona em direção à realização dos seus sonhos e objetivos, tanto na vida pessoal quanto profissional.

Bem-estar integral: Promove o bem-estar integral, a saúde física e mental, e a felicidade autêntica.

Exercício:

Reflita sobre como você pode integrar a auto-regressão em seu dia a dia. Escolha uma prática que ressoe com você e comece a aplicá-la em seus momentos cotidianos. Observe como essa prática transforma sua percepção, suas emoções e suas ações, e te conduz a uma vida mais consciente e plena.

A auto-regressão é um caminho de autodescoberta, cura e transformação que te acompanha em cada passo da sua jornada. Ao integrar a auto-regressão em seu dia a dia, você tece a teia da sua vida com fios de consciência, amor e sabedoria, criando uma realidade mais autêntica, harmoniosa e feliz.

Capítulo 55
Integrando a Auto-Regressão na Vida

Chegamos ao final da nossa jornada de auto-regressão, explorando um vasto universo de técnicas, conceitos e práticas para o autoconhecimento, a cura e o desenvolvimento pessoal. Agora, é o momento de integrar esses aprendizados em sua vida, transformando-os em ferramentas para construir uma realidade mais autêntica, harmoniosa e feliz.

Ao longo deste curso, percorremos um caminho que nos levou do autoconhecimento à conexão com o universo, da gestão das emoções ao despertar da consciência cósmica, do cuidado com o corpo à expansão da alma. Aprendemos a ouvir a voz da intuição, a cultivar a positividade, a superar desafios com resiliência, a manifestar nossos sonhos e a viver em harmonia com o fluxo da vida.

A auto-regressão é uma jornada sem fim, uma busca constante por autoconhecimento, crescimento e expansão da consciência. É um convite a se tornar o protagonista da sua história, a assumir o controle da sua vida e a criar a realidade que você deseja.

Integrando a auto-regressão na vida:

Pratique com constância: A chave para o sucesso na auto-regressão é a prática constante. Incorpore as técnicas e os conceitos que você aprendeu em sua rotina diária, dedicando tempo para a meditação, o relaxamento, a visualização, o autoconhecimento e a conexão com sua espiritualidade.

Seja paciente e compassivo: A jornada de auto-regressão é um processo gradual que requer tempo, paciência e autocompaixão. Celebre cada passo dado, perdoe seus erros e se acolha com amor e compreensão.

Compartilhe seus aprendizados: Compartilhe seus conhecimentos e experiências com outras pessoas, inspirando-as a trilhar o caminho da auto-regressão e a construir uma vida mais consciente e feliz.

Continue aprendendo: A auto-regressão é um universo infinito de conhecimento e sabedoria. Continue buscando novos aprendizados, explorando diferentes técnicas e aprofundando sua conexão consigo mesmo, com os outros e com o universo.

Confie na sua intuição: A intuição é a sua bússola interna, guiando você em direção à sua verdade e ao seu propósito de vida. Confie em seus instintos, siga sua voz interior e se abra para a sabedoria que reside em seu coração.

Viva com propósito: Encontre seu propósito de vida e viva de acordo com ele. Busque significado em suas ações, contribua para o bem do mundo e deixe sua marca positiva no universo.

Cultive a gratidão: Agradeça pelas bênçãos da vida, pelas oportunidades de aprendizado e crescimento, e por todas as pessoas que te acompanham em sua jornada. A gratidão te conecta com a abundância do universo e te abre para receber ainda mais.

Seja autêntico: Viva de acordo com seus valores e sua verdade interior. Seja autêntico em suas relações, em suas escolhas e em suas ações.

Cultive a paz interior: Pratique a meditação, o mindfulness e outras técnicas de relaxamento para acalmar a mente, reduzir o estresse e cultivar a paz interior.

Conecte-se com o universo: Cultive sua conexão com o universo, seja qual for a sua crença ou caminho espiritual. A conexão com o universo te proporciona força, esperança e a certeza de que você faz parte de algo maior que si mesmo.

Próximos passos:

Continue praticando as técnicas de auto-regressão: Mantenha uma rotina diária de meditação, relaxamento, visualização e outras práticas que te auxiliem no autoconhecimento, na gestão das emoções e na conexão com sua espiritualidade.

Busque aprofundar seus conhecimentos: Explore livros, cursos, workshops e outros recursos que te auxiliem a aprofundar seus conhecimentos sobre auto-regressão, desenvolvimento pessoal e espiritualidade.

Compartilhe seus aprendizados e inspire outras pessoas: Compartilhe sua jornada de auto-regressão com outras pessoas, inspirando-as a buscar o autoconhecimento, a cura e a transformação pessoal.

Conecte-se com uma comunidade: Procure grupos de estudo, workshops ou comunidades online que compartilhem seus interesses em auto-regressão e desenvolvimento pessoal. A troca de experiências e o apoio mútuo podem fortalecer sua jornada.

Busque ajuda profissional: Se você sentir necessidade, busque a ajuda de um profissional qualificado, como um terapeuta, coach ou mentor, para te auxiliar em sua jornada de autoconhecimento e desenvolvimento pessoal.

Confie no processo: Confie no processo da vida, nas sincronicidades que te guiam e na sua capacidade de criar a realidade que você deseja. Tenha fé em si mesmo, no universo e na força do amor que te impulsiona em direção à sua melhor versão.

A auto-regressão é uma jornada de transformação que te convida a despertar para o seu potencial infinito, a viver com mais consciência, propósito e plenitude, e a cocriar uma realidade mais harmoniosa e feliz para você e para o mundo. Continue trilhando esse caminho com coragem, amor e sabedoria, e celebre a beleza da vida em cada passo da sua jornada.

Epílogo

Chegamos ao fim desta jornada compartilhada, e é com profunda gratidão que nos despedimos – mas apenas temporariamente, pois sabemos que o que você vivenciou aqui continuará ecoando em sua vida de muitas formas. O conhecimento que você absorveu e as reflexões que despertaram em sua mente agora fazem parte de você, prontos para serem aplicados, aprimorados e transformados em ações que ressoem com sua verdade.

Agradecemos por ter confiado em cada palavra, por ter permitido que este livro encontrasse um lugar em sua história. É um privilégio ser parte do seu caminho, ainda que por estas páginas. Esperamos ter contribuído de alguma forma para iluminar suas dúvidas, fortalecer sua coragem e inspirar uma busca contínua por equilíbrio e autenticidade.

Mas, mais importante que qualquer ensinamento aqui compartilhado, está a sua capacidade de continuar. A jornada não se encerra com um livro, um aprendizado ou um momento de descoberta. Ela segue, porque você segue, expandindo-se e explorando novas formas de ser, sentir e viver.

Por isso, encorajamos você a cultivar a curiosidade que o trouxe até aqui. Continue questionando, aprendendo e se conectando com aquilo que faz sentido para o seu crescimento. Permita-se revisitar estas páginas, se necessário, ou seguir adiante em busca de outros caminhos, outras vozes, outras perspectivas que ressoem com o que você se tornou ao longo deste processo.

Lembre-se de que o progresso não está em acertar sempre, mas em permanecer comprometido com sua evolução. Celebre cada pequeno avanço e seja gentil consigo mesmo nas inevitáveis pausas e recomeços. O aprendizado é contínuo, e cada passo, por menor que pareça, é uma conquista em direção ao seu propósito.

Agradecemos por compartilhar este momento, por nos permitir fazer parte da sua história. Que os insights e ferramentas aqui apresentados sejam sementes que floresçam no tempo certo, trazendo força, clareza e harmonia ao longo do caminho.

Que esta despedida seja, na verdade, um estímulo para que você continue explorando sua essência, desbravando o desconhecido e descobrindo o extraordinário que há em si mesmo.

E, com gratidão e esperança, deixamos um último desejo: que você leve consigo não apenas as lições, mas também a certeza de que o poder de transformar a sua vida está, e sempre esteve, em suas mãos.

www.ingramcontent.com/pod-product-compliance
Lightning Source LLC
LaVergne TN
LVHW040143080526
838202LV00042B/3006